Wilfried Nelles

Das Hellinger-Prinzip

HERDER spektrum
Band 5352

Das Buch

Bert Hellinger ist ins Schussfeld der Medien geraten. Überwiegend negative Schlagzeilen beherrschen das Bild. Klienten und Patienten sind verunsichert. Darf man diesem Therapiekonzept trauen, sich einem Familienaufsteller anvertrauen? Viele Irrtümer, Missverständnisse, Halbwahrheiten und auch willkürliche Falschbehauptungen sind in Umlauf gekommen. Kein Außenstehender weiß so recht, was er davon zu halten hat. Ein erfahrener Fachmann und Praktiker gibt in diesem Buch aus der Distanz des kritischen Begleiters von Anfang an eine grundlegende Einführung in das Konzept Bert Hellingers. Der Leser erfährt, was diese Methode leistet und was sie nicht kann. Der Autor sieht durchaus auch die Schwächen, Grenzen und Fehler – insbesondere in der Frühphase des Familienstellens. Er geht auch auf die Entwicklung dieser Methode bis zum heutigen Tag ein. Eine kompetente Einführung für alle, die sich selbst eine Meinung und ein Urteil bilden wollen.

Der Autor

Wilfried Nelles, Dr. phil, Jahrgang 1948, Systemtherapeut, Paar- und Organisationsberater. Nach dem Studium der Politologie, Soziologie und Psychologie war er zwölf Jahre in der sozialwissenschaftlichen Forschung und Lehre tätig. Später psychotherapeutische Weiterbildung. Seit 1996 arbeitet er mit dem Ansatz von Bert Hellinger.

Wilfried Nelles

Das Hellinger-Prinzip

Informationen und Klärungen

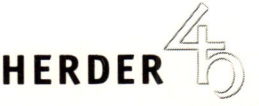

FREIBURG · BASEL · WIEN

Originalausgabe

Gedruckt auf umweltfreundlichem,
chlorfrei gebleichtem Papier

Alle Rechte vorbehalten – Printed in Germany
© Verlag Herder Freiburg im Breisgau 2003
www.herder.de
Satz: Rudolf Kempf, Emmendingen
Herstellung: fgb · freiburger graphische betriebe 2003
www.fgb.de
Umschlaggestaltung und Konzeption:
R·M·E München / Roland Eschlbeck, Liana Tuchel
Umschlagmotiv: © zefa
ISBN 3-451-05352-7

Inhalt

Einleitung 9

**Bert Hellinger, das Familienstellen und
dessen Entwicklung** 17
Bert Hellinger 17
Das Aufstellungs-Feld 26
Wie eine Familienaufstellung funktioniert 30
Das Familienstellen in Bewegung 34

Die Eltern in unserer Seele 39
Wir sind unsere Eltern 39
Jedes Kind liebt seine Eltern 44
   Beispiel 1: Weggebenes Kind 44
   Beispiel 2: Das Kind als Schande 46
   Beispiel 3: Sexueller Missbrauch 49
Wer die Bindung nicht nimmt, bleibt im Bann 51

Ordnungen der Liebe in der Paarbeziehung 56
Mann und Frau 56
Sexualität und Bindung 60
   Heirat 64
   Abtreibung 67
Trennung und gemischte Familien 70

Wirkungen des Familienstellens 76
Wundersames 77
Konkrete Lösungen für konkrete Probleme 80
   Körperliche Krankheiten und Beschwerden 83
   Seelische Krankheiten und Beschwerden 85

  Konflikte mit der Herkunftsfamilie 87
  Probleme in der Partnerschaft und mit Kindern . . . 90
Was wirkt: Anerkennen, was ist 91

Gewissen und Seele: Erhaltung und Entwicklung . . . 101
Zweierlei Gewissen 103
 Das persönliche Gewissen 103
 Das kollektive Gewissen 107
Die Seele 112

**Der Dienst: Bert Hellingers Vorgehensweise
und Weltsicht** 120
Neue Entwicklungen der Hellinger-Arbeit 120
Die phänomenologische Methode 124
 Grundsätze der phänomenologischen Haltung . . 125
 Der Standort des Therapeuten 128
Wissenschaft und Phänomenologie 130
 Wissenschaft: Machet euch die Erde untertan . . . 131
 Phänomenologie: Von der Erde lernen 132
 Passives Aufnehmen, aktives Handeln 133
 Verantwortung 134
 Wille zum Schicksal 135
 Gleichrangigkeit zwischen Berater und Klient . . . 136
Wissen und Nicht-Wissen 137
 Was ist Wissen? 139
 Nicht-Wissen 141
 Handeln im Nicht-Wissen – Dialog mit der Seele . . 144
Das Sichtbare und das Verborgene 146
Sprache 149
 Zum Beispiel: „Seele" und „Feld" 149
 Bildhaftigkeit und Buchstäblichkeit 150
Das Bild – oder: Der Blick der Wirklichkeit 153

Anhang 155
Literaturnachweis 155
Adressen 157

Ich bekenne, dass ich das Leben für ein Ding von der unantastbarsten Köstlichkeit halte und dass die Verknotung so vieler Verhängnisse und Entsetzlichkeiten mich nicht irre machen kann an der Fülle und Güte und Zugeneigtheit des Daseins.

Rainer Maria Rilke

Einleitung

Das Leben entfaltet sich innerhalb bestimmter Ordnungen. Diese Ordnungen sind vorgegeben wie Geburt und Tod. Sie richten sich nicht nach unseren Wünschen. Es sind Grundmuster, die das Leben erhalten und vorantreiben.

Die Materie, die belebte wie die unbelebte, existiert als Form, und Formen sind nichts anderes als bestimmte Ordnungsmuster. Jede Form, sei es ein Stein, eine Pflanze, eine Zelle oder was auch immer, hat eine innere Ordnung und eine äußere Begrenzung, die sie ausmacht und von anderen Formen trennt und unterscheidet. Ohne Ordnung gibt es keine Form und mithin keine Existenz im materiellen Sinne. Aber die Formen und Ordnungen sind nicht fest. Sie wandeln sich und bleiben doch gerade im Wandel bestehen.

Auch die menschliche Existenz ist durch solche Ordnungen gestaltet und begrenzt, und zwar auf allen Ebenen, der körperlichen, der geistigen und der seelischen Ebene sowie auf der zwischenmenschlichen, der sozialen Ebene. Alles, was ist, ist Ausdruck einer bestimmten Ordnung und eingebunden in übergreifende Ordnungen.

Wir begegnen diesen Ordnungen zunächst und am nachhaltigsten in der Familie. So sind uns nicht nur unsere Eltern, sondern auch die gesamte Familie und Sippe vorgegeben – wie niemand aus seiner Haut kann, kann er auch nicht aus seiner Familie und ihrer Geschichte heraustreten. Wer dies versucht, erleidet unweigerlich Schiffbruch. Er ist wie ein Baum, der sich von seinen Wurzeln trennen möchte. Tatsächlich haben viele – seelische wie körperliche – Leiden des modernen Menschen hierin ihre Ursache.

Es ist Bert Hellinger und den von ihm entwickelten Familienaufstellungen zu verdanken, dass diese einfachen Wahrheiten wieder von vielen Menschen erinnert worden sind und so auch wieder ins öffentliche Bewusstsein gelangen. „Ordnungen der Liebe" hat Hellinger das harmonische Zusammenspiel der in Familie und Sippe wirkenden Kräfte genannt – eine Wortverbindung, die vielen merkwürdig erscheint, die meinen, Liebe brauche keine Ordnung oder sei gar unvereinbar damit. Hellinger besteht aber darauf – und die Aufstellungen bestätigen dies –, dass die Liebe nicht nur eine gewisse Ordnung braucht, um zu gedeihen, sondern dass in unserer Seele und in unseren sozialen Beziehungen geheime Ordnungskräfte wirken, denen wir teils wie Naturgesetze unterworfen sind. Wie vieles, was von uns den Mut verlangt, Illusionen aufzugeben und der Wirklichkeit ins Auge zu schauen, führt auch dies zu teils heftigen Kontroversen. Die Ideen von Freiheit und Unabhängigkeit, von einem selbst bestimmten Leben, vom eigenen Lebensentwurf, von bewusster Entscheidung und vielem anderen, was mit Fortschritt assoziiert wird, scheinen auf der Strecke zu bleiben, und manche moderne Vorstellung erweist sich im Lichte der Aufstellungsarbeit tatsächlich als illusorisch.

Es sind aber nicht nur die inhaltlichen Einsichten und Aussagen des Familienstellens, die die einen in einem tief empfundenen Ordnungsgefühl bestätigen und die anderen empören, sondern auch die Form – der Stil, die Methode, die Kürze, die Entschiedenheit – der Arbeit bricht mit vielem Gewohntem und erfordert neue Denkweisen. Vor allem die strikte Lösungsorientiertheit, die sich nicht mit Analyse und Ursachenforschung aufhält, sondern schaut, was *jetzt* zu tun ist, und zeigt, dass die Lösung *jetzt* möglich ist, erschreckt manche geradezu – auch und gerade Psychotherapeuten, die es gewohnt sind, einem Problem hundert Therapiestunden zu widmen, das beim Familienstellen in zwanzig Minuten erledigt wird.

Und die alte Weisheit, dass die Lösung immer einfach ist, ist schwer verdaulich für eine Gesellschaft, in der ganze Heere von Spezialisten ihren Lebensunterhalt damit verdienen, sich immer tiefer in den Ursachen von Problemen zu vergraben, um dort die Ursachen dieser Ursachen zu finden, die dann vielleicht einen Weg zu einer Lösung zeigen.

Bert Hellinger lässt seine Klienten oft nur eine ganz kleine Bewegung ausführen: Er stellt sie vor einen Menschen, der stellvertretend für die Mutter oder den Vater steht, bittet sie, diesem in die Augen zu schauen, und lässt sie sich vor ihm oder ihr verneigen. Diese Geste drückt etwas ganz Wahres, Schlichtes und Elementares aus, nämlich: „Du hast mir das Leben geschenkt, dir verdanke ich, dass ich existiere, und dafür danke ich dir." In dieser Verneigung nehmen wir das Leben, das wir bekommen haben, so, wie wir es bekommen haben (ein anderes gibt es nämlich nicht).

Dies ist manchmal die ganze „Therapie", ohne dass noch ein Wort gesprochen wird. Und auch vorher, wenn der Klient anhebt, seine Leidensgeschichte zu erzählen, hat Hellinger ihn zumeist gleich unterbrochen. Keine Lebens- und Leidensgeschichte, keine Analyse, keine Anamnese und Diagnose, sondern nur eine schlichte Geste, eine kleine Bewegung, die einen Dammbruch in der Seele auslöst – „Das ist die Lösung!".

Dies ist keine willkürliche Bewegung oder Anordnung. Wäre sie es, würde sie zu nichts führen. Sie muss nicht nur in der Seele angelegt sein, sondern derjenige, der diese Bewegung ausführt, muss an der Schwelle sein. Der Therapeut darf nicht mehr als eine Hebamme sein, der ihn über diese Schwelle begleitet, an die ihn seine Seele geführt hat. Dies ist die ganze Kunst des Familienstellens: Jemandem die Schwelle vor Augen führen, an der seine Seele gerade steht, und ihm vielleicht noch einen kleinen Anstoß oder eine kurze Wegbegleitung geben, um den Schritt darüber zu tun. Häufig ist Letzteres jedoch gar nicht nötig, manchmal ist es sogar kontraproduktiv. Vor allem dann, wenn der Anstoß aus dem Bedürfnis des Therapeuten kommt, dem Klienten zu einer Lösung zu verhelfen. Daher hat sich Bert Hellinger im Laufe des einen Jahrzehnts, in dem er jetzt in einer breiten Öffentlichkeit arbeitet, immer mehr zurückgenommen und seine Arbeit immer mehr auf jenen Punkt hin verdichtet, wo sich das Wesentliche zeigt, um dann alles, was zu tun ist, dem Klienten selbst zu überlassen.

In einer Gesellschaft, in der das Helfen, Beraten und Begleiten in vielerlei Schattierungen zu einem der wichtigsten Berufe geworden ist und als Freizeitbeschäftigung in hohen Ehren steht, wird dies als eine große Zumutung erlebt. So sind viele schockiert, wenn in einer Aufstellung sichtbar wird, dass es den Klienten innerlich zu den Toten in seiner Familie zieht, und der Aufsteller nichts anderes macht, als ihn sich zu den auf dem Boden liegenden Stellvertretern der Toten legen zu lassen. „Da muss man doch etwas tun!", „Das kann man doch nicht so stehen lassen!", „Vielleicht bringt der sich jetzt um?!" oder dergleichen sind dann besorgte Nachfragen oder massive Vorwürfe.

Damit einher geht die Vorstellung, die Menschen seien nicht selbst und allein in der Lage, sich ihrem Schicksal oder den Folgen ihres Handelns zu stellen. So mag es sein, dass eine Frau in Tränen ausbricht und zutiefst betroffen ist, wenn man ihr den Stellvertreter eines abgetriebenen Kindes gegenüberstellt und sie diesem Stellvertreter (und damit innerlich ihrem abgetriebenen Kind) in die Augen schaut. Vielen wird erst in diesem Moment klar, was sie getan haben. Manche meinen nun, man dürfe diese Frauen mit einer solchen Erkenntnis nicht allein lassen, man müsse sie trösten, sie auffangen oder irgendwie betreuen – gerade so, also wären sie Opfer und nicht Täter. Aber das würde die gesamte Arbeit und die gesamte Einsicht zunichte machen und wäre in Wahrheit eine Herabsetzung dieser Frauen. Denn wir wachsen, wenn wir uns den Folgen unseres Handelns stellen, und werden schwach, wenn wir uns davor drücken oder uns von anderen dabei stützen lassen.

Tatsächlich will dies auch niemand von den Betroffenen – es ist lediglich das Bedürfnis der (hilflosen) Helfer. „Gibt es denn auch eine Nachsorge nach einer Aufstellung?", wird zum Beispiel oft gefragt, wenn nicht gar die Aufstellungsarbeit wegen (angeblich) fehlender Nachsorge in Bausch und Bogen verurteilt wird. Um die Frage gleich zu beantworten: Ich kenne keinen Aufsteller, den ein Klient nicht nach einer Aufstellung anrufen und um einen Rat fragen könnte, wenn ihm etwas aus der Aufstellung zu schaffen macht, auch keinen, der für einen solchen telefonischen Rat Geld nimmt, aber eine regelmäßige „Nachsorge", ein Nacharbeiten oder analytisches „Durcharbeiten" steht tatsächlich nicht auf dem Behandlungsplan der Hellinger-Arbeit. „Die ganzen Vorstellungen von Durcharbeiten und Nachsorge haben mit dem Familien-Stellen selbst nichts zu tun. Das sind fremde Elemente aus anderen Therapien, die hier hereingetragen werden" (Hellinger 2002b, 7). Aus meiner Erfahrung mit mehreren tausend Aufstellungen möchte ich hinzufügen: Eine Nachsorge ist auch in aller Regel nicht notwendig, mindestens 95 von 100 Teilnehmern gehen unmittelbar gestärkt aus einem Aufstellungskurs heraus.

Diese Arbeit ist wirklich, da haben die Kritiker recht, eine Zu-Mutung. Hellinger er-mutigt die Menschen, sich ihrem eigenen Schicksal, ihrer eigenen Herkunft und Familie, ihren Taten und deren Folgen zu stellen – in eigener Verantwortung. Er spielt nicht mit im Konzert derer, die Menschen, die Probleme haben oder in Not sind, für beschränkt zurechnungs-, verantwortungs- oder handlungsfähig erklären, sondern mutet allen ihre jeweilige Lebenswirklichkeit zu und traut allen die Kraft zu, daraus zu lernen und daran zu wachsen. In Hellingers eigenen Worten:

„Sehr viel Kritik, die am Familien-Stellen geäußert wird, kommt von den Vorstellungen einer Psychotherapie, in der der Psychotherapeut sich verhält, als sei er besser, als sei er stärker, als hätte er mehr Können, mehr Lebenserfahrung, ein besseres Schicksal als der, der zu ihm kommt. In dem Augenblick macht er den anderen klein. Daraus kommen dann die Vorstellungen und Forderungen: Man muss sich doch um die kümmern, man muss doch für die Verantwortung übernehmen. Plötzlich sind wir in einer Situation, in der die Familienaufsteller als Eltern auftreten müssen und die Teilnehmer zu Kindern und zu Bedürftigen gemacht werden. Ein großer Teil der Psychotherapie basiert ja auf diesem Gefälle. Dann gibt es die Vorstellung, dass der Therapeut der bessere Vater ist oder die bessere Mutter. Dann ersetzt er die Eltern, und der Klient wird von ihm abhängig. Wenn dann der Therapeut etwas Bestimmtes tut, was dem Klienten nicht gefällt, verhält der sich dem Therapeuten gegenüber wie ein Kind, das an eine Eltern Ansprüche stellt.

Ich habe die radikale Vorstellung, dass niemand einem Klienten schaden kann, solange er in der Einstellung und in der Haltung bleibt: Ich bringe etwas ans Licht, was der Klient ja selber aufstellt, und lasse es dann von sich aus wirken. In dem Augenblick stellt sich der andere seiner Wirklichkeit [...] Das zwingt dann den Klienten, dass er sich erwachsen verhält" (ebd.).

Bert Hellinger fordert heraus. Er legt es zwar nicht darauf an, er kritisiert andere kaum und greift niemanden an, aber er geht seinen Weg, folgt seiner eigenen Einsicht und vertritt diese in seinen Kursen und in der Öffentlichkeit mit einer ungewohnten Konsequenz und Kompromisslosigkeit. Dies ruft ebenso viel Zustimmung und Bewunderung wie Kritik hervor. Letzteres umso mehr, je erfolgreicher er ist. Anfangs hielt sich diese Kritik noch in einem sachlichen Rahmen. Sein persönlicher Stil, die Form der therapeutischen Großveranstaltung, sein Umgang mit kritischen Einwänden, die Kürze einer Familienaufstellung, das Sich-nicht-Kümmern um den Klienten, die teils ungewohnt altertümliche Sprache, kompromisslose Formulierungen und viele andere Eigenheiten seines Ansatzes, die sich grundlegend vom Gewohnten unterscheiden, erfordern durchaus ein kritisches Hinschauen. Es ist auch verständlich – und für die Entwicklung des Familienstellens sogar förderlich –, dass einiges davon in der Psychotherapie nicht akzeptiert oder heftig kritisiert wird. Schließlich setzt sich Hellinger selbst deutlich von der Psychotherapie ab.

Neuerdings tun sich einige Kritiker aber dadurch hervor, dass sie nicht mehr sachlich, das heißt um der Sache – der Hilfe für Menschen, die in Not sind, und der Weiterentwicklung therapeutischer, (sozial-)pädagogischer oder anderer beraterischer Ansätze – willen, kritisieren, sondern nur noch diffamieren (versammelt in einem von Colin Goldner, einem so genannten „Sektenexperten", herausgegebenen Sammelband; Goldner 2003). Dass sich Goldner, der sich „Klinischer Psychologe" und Wissenschaftsjournalist" nennt und sich seit vielen Jahren in Deutschland durch die Diffamierung aller neueren psychotherapeutischen und spirituellen Ansätze wie auch alter Heilverfahren als „Sekten und Psychokulte" zu profilieren versucht und als Warner vor den angeblichen Gefahren von Bioenergetik, NLP, Primärtherapie, Reiki, Bachblüten, Ayurveda, Homöopathie etc. auftritt, nun auch das Familienstellen ins Visier nimmt, ist nicht weiter verwunderlich (ich frage mich allerdings, wer seine aufwändigen Recherchen über Lebensläufe der Familiensteller finanziert). Es erstaunt aber schon, dass auch einige profilierte Therapeuten sich in dieses sehr trübe Fahrwasser begeben. Wenn Hellinger, der sich die letzten fünf Jahre wie kaum ein anderer in den Dienst der Aufarbeitung der deutschen Kriegsschuld und der Versöhnung mit Juden und anderen Opfern der NS-Diktatur gestellt hat (unter anderem durch jährliche Kurse in Israel und zentralen Holocaust-Gedenkstätten in Amerika), als heimlicher Nazi-Sympathisant und Protofaschist abgestempelt wird, wobei sich vorgebliche Wissenschaftler dazu hergeben, Sätze aus dem Zusammenhang zu reißen, in Geheimdienstmanier biografische Daten zu sammeln, über angebliche Verbindungen von Personen zu spekulieren, die sich nicht einmal kennen, und damit eine solche Argumentation zu konstruieren, dann hört nicht nur aller Spaß auf. Damit ist auch eine Auseinandersetzung mehr möglich, und ich werde daher auch nicht weiter darauf eingehen. Leider verengt und polarisiert sich die öffentliche Wahrnehmung durch solche „Kritik" allerdings zusehends, anstatt dass die von Bert Hellinger aufgeworfenen Fragen und angezeigten neuen Wege ernsthaft diskutiert werden.

Mit diesem Buch möchte ich einen Beitrag zur Klärung strittiger Themen und zur Information über Hintergründe leisten, der vielleicht helfen kann, das eine oder andere besser zu verstehen. Ich werde aber nicht in den Streit um die Arbeit und schon gar nicht in den um die Person Bert Hellingers eintreten, sondern beides so schildern, wie ich es erlebe. Die Fragen, die durch Bert Hellinger und die von ihm ausgegangene Bewegung des Familienstellens aufgeworfen werden, sind viel zu wichtig und betreffen die Menschen viel zu nah, um sie polemischer Kritik zu opfern. Sie betreffen sowohl die inhaltliche Seite, also die Bedeutung von Ordnungen, Bindungen und Schicksal, als auch die methodische Seite, die Art, wie Hellinger mit Menschen arbeitet. Beides steht in einer engen Verbindung miteinander, hinter beidem zeigt sich bei genauer Betrachtung eine Lebenshaltung, die in vielem mit gängigen Vorstellungen bricht und, obwohl das Alte achtend, in einem tiefen Sinne fortschrittlich, ja sogar revolutionär ist. Ich werde in diesem Buch beide Seiten beleuchten und anhand von Beispielen aus meiner eigenen Praxis nachvollziehbar machen, zuerst die inhaltlichen, dann die methodischen Aspekte. Beginnen möchte ich jedoch mit einigen Impressionen zu Bert Hellinger und einem kurzen Überblick über die Entwicklung des Familienstellens.

KAPITEL 1

Bert Hellinger, das Familienstellen und dessen Entwicklung

Ein berühmter Fakir behauptete auf dem Marktplatz eines Dorfes, dass er einem Analphabeten in kürzester Zeit das Lesen beibringen könne. Mulla Nasrudin trat hervor und rief: „Sehr gut, bring es mir sofort bei!" Der Fakir berührte Nasrudins Stirn, murmelte ein paar unverständliche Worte und sagte: „Geh nun nach Hause und lies die ersten zwanzig Seiten eines Buches." Eine dreiviertel Stunde später erschien Mulla Nasrudin mit einem Buch in der Hand wieder auf dem Marktplatz. Der Fakir aber war inzwischen weiter gezogen. „Kannst du jetzt lesen?", fragten die Leute neugierig. „Ja, ich kann lesen, aber das ist unwichtig. Wo ist der Scharlatan?", rief der Mulla aufgebracht. „Wieso soll er ein Scharlatan sein, wo er dir doch das Lesen beigebracht hat, ohne dass du etwas lernen musstest?", wunderten sich die Leute. „Weil dieses maßgebende, wissenschaftlich fundierte Buch sagt, dass alle Fakire Schwindler und Scharlatane sind!"

Bert Hellinger

Eine christliche Akademie in den schönen, bewaldeten Hügeln im Norden von Kyoto, der alten japanischen Kaiserstadt, dem geistigen und historischen Zentrum des Zen-Buddhismus, Stadt der hunderttausend buddhistischen Tempel, schintoistischen Schreine und hunderter Zen-Schulen. Hier passt er nicht schlecht hin, Bert Hellinger, weltbekannter Therapeut, ehemaliger Priester und Missionslehrer, dessen Arbeitsstil in seiner fast spartanischen Kargheit und Schnörkellosigkeit und mit seinen manchmal rätselhaften

Geschichten oft an einen Zenmeister japanischer Tradition erinnert. Wir schreiben Oktober 2001, es ist Hellingers erste Japanreise, aber er sitzt dort vor den zumeist japanischen Kursteilnehmern wie zu Hause. Einen blauen Hauskimono haben die japanische Organisatorin und ihr deutscher Mann ihm geschenkt, und Hellinger hat sich das bequeme Stück gleich übergezogen und leitet darin den Kurs. Es passt.

Nur etwa fünfzig Leute sind da – für Hellinger, den in Europa meist mehr als zehnmal so viele Menschen erleben wollen, eine ungewohnt kleine Gruppe. Bert Hellinger, 76 Jahre alt und kein bisschen müde, ist seit fünf Wochen unterwegs. Begonnen hat die Weltumrundung in Stockholm, dann kamen St. Petersburg und Moskau, dann Tokyo und jetzt Kyoto. Von freitags früh bis sonntags Kurs, montags oder dienstags Kofferpacken und ins Flugzeug, dazu noch Interviews, Gespräche und Schreiben. Zeitverschiebung, Jetlag, Klimawechsel? „Wenn man sich auf die Arbeit konzentriert, merkt man das nicht."

Als ich ihn begrüße und er fragt, wie es mir geht, sage ich zunächst: „Seit heute gut", hole dann ein wenig aus und beginne vom Jetlag zu berichten, der mir drei Tage lang arg zusetzte. Aber Hellinger unterbricht mich: „Es ist doch jetzt *gut!*" Ich fühle mich ertappt und muss lachen: „Schau auf die Lösung", sage auch ich immer wieder zu meinen Kursteilnehmern, wenn sie ihre Probleme vor mir ausbreiten wollen. Der alte Herr hat mir wieder eine Lektion erteilt, so ganz nebenbei. Aber wie er dieses ungeheure Reise- und Kurspensum schafft, bleibt mir ein Rätsel. Denn hier, in Kyoto, ist erst Halbzeit. Von Japan wird es nach Taipeh gehen, von dort über Los Angeles und Washington, wo er jeweils mehrere Kurse hält, nach Deutschland, von wo aus er zwei Wochen später wieder nach Israel aufbrechen wird.

Warum tut er sich das an? Braucht er das? Ich weiß es nicht, und spekulieren möchte ich nicht. „Wenn ich gerufen werde, muss ich gehen. Wenn ich spüre, dass da ein wirkliches Bedürfnis ist, wenn mich etwas anspricht, muss ich dem folgen, sonst schade ich meiner Seele", sagt er. Auch dann, wenn ihn, wie hier in Japan, wo es bis dahin noch keine Bücher über das Familienstellen gibt, kaum einer kennt und entsprechend wenige kommen. Ich selbst bin hier, weil es mich interessiert, wie das Familienstellen in einer ganz fremden Kultur funktioniert, und da meine jüngste Schwester mit einem Japaner verheiratet ist und bei Kyoto lebt, ist es eine gute Gelegenheit, die Pflege der Familienbande und die Familientherapie miteinander zu verbinden.

Um es gleich zu sagen: Es funktioniert. Mitunter sogar besser und leichter als in Europa. Selbstverständlich variieren die Ausdrucksformen, Sitten und Gebräuche von Kultur zu Kultur, aber nicht nur die Methode, sondern auch die Grundordnungen in Familien, Sippen und anderen dauerhaften menschlichen Gruppen, die beim Familienstellen ans Licht kommen, scheinen universal zu sein. Was ich aus Deutschland kenne, taucht auch hier im fernsten Osten wieder auf, und andere Aufsteller haben die gleichen Erfahrungen in Südamerika, in Taiwan und bei nordamerikanischen Indianern gemacht. Auch bei Afrikanern habe ich bisher keine wesentlichen Abweichungen gefunden, im Gegenteil. Dazu eine kleine Geschichte.

Eine deutsche Frau war mit einem Westafrikaner verheiratet. Er hatte in Deutschland studiert, sie hatten geheiratet und waren zunächst hier geblieben. Nach einigen Jahren waren sie nach Afrika gezogen, wo sie zwölf Jahre blieben, dann noch mal nach Deutschland, und dann ist der Mann wieder nach Afrika, während sie in Deutschland blieb. Sie habe es in Afrika nicht mehr aushalten können. Land und Leute liebe sie, aber mit ihrem Mann sei es dort nicht auszuhalten, und hier in Deutschland gehe es ihm nicht gut. Jetzt wollte sie wissen, ob es für sie noch eine gemeinsame Zukunft gebe.

Die Aufstellung zeigte, dass es durchaus eine geben könnte, allerdings in Afrika – ganz entsprechend Hellingers berühmt-berüchtigtem Satz: „Die Frau muss dem Mann folgen." (Gemeint ist: Sie muss ihm, wenn die Beziehung gelingen soll, in dessen Kultur, dessen Land folgen, nicht: Sie muss ihm gehorchen.) Ich hatte auch ihre drei (erwachsenen) Kinder mit aufgestellt, und es zeigte sich besonders beim Sohn eine sehr starke Bindung zum Vater und nach Afrika. Das erstaunte die Frau, denn die beiden hatten seit zwölf Jahren keinen Kontakt mehr. Das war so gekommen: Der Vater hatte den Sohn, der damals im ersten Semester studierte, mit einem Mädchen in einem Café gesehen, wo er doch eigentlich in einer Vorlesung sein sollte. Als er ihn abends deswegen zur Rede stellte, hatte es einen erregten Wortwechsel gegeben, der damit geendet hatte, dass der Sohn dem Vater die Zimmertür zuknallte. Darauf hatte der Vater ihn aus dem Haus gewiesen und jeden Kontakt abgebrochen. Das war der Stand der Dinge seit zwölf Jahren.

Daher war die Frau sehr erstaunt über die Nähe der beiden, wie sie sich in der Aufstellung zeigte, aber sie sagte auch, die beiden seien sich sehr ähnlich – „die gleichen Dickköpfe". Ich schlug ihr vor, das Bild der Aufstellung in ihr Herz zu nehmen, die Kinder innerlich ganz dem Vater anzuvertrauen und zu warten.

Knapp ein Jahr später teilte sie mir Folgendes mit: Ihre Tochter wollte heiraten und hatte den Vater gebeten, nach der Trauung in Deutschland in Ghana eine Hochzeitsfeier auszurichten. Der hatte zunächst unwillig reagiert, weil er meinte, das sei eine Idee seiner Frau. Als die Tochter ihn dann noch einmal anrief und versicherte, dass es allein ihr Wunsch sei, war er plötzlich ganz begeistert und ging sofort daran, eine große traditionelle Hochzeit auszurichten.

Nun wollte aber der Sohn auch zur Hochzeit seiner Schwester. Seine Mutter verzichtete zum ersten mal darauf, zu vermitteln, und sagte ihm, das müsse er mit seinem Vater klären. Daraufhin hat er, ohne die Mutter weiter zu informieren, seine afrikanische Patentante, eine Schwester seines Vaters, um Vermittlung gebeten. Diese war auch bereit, ein Treffen zwischen Vater und Sohn zu arrangieren – unter folgender Bedingung: Er, der Sohn, müsse fünf Punkte aufschreiben, womit er seinen Vater verletzt habe, ohne Rechtfertigung seinerseits. Bei der Begegnung mit dem Vater müsse er sich – in Gegenwart eines Zeugen – vor diesen knien und ihm diese Punkte vortragen – also nahezu das gleiche archaische Ritual, mit dem oft in Aufstellungen das Verhältnis von Kindern zu ihren Eltern wieder in Ordnung gebracht wird. Der Sohn stimmte zu, flog eine Woche vor der Hochzeit nach Afrika und handelte, wie es mit der Tante ausgemacht war. Der Vater hat noch einmal kräftig geschimpft, aber den Sohn dann hochgenommen und umarmt. Als die Mutter, die von diesem Vorgang nichts wusste, einige Tage später in Ghana ankam, waren Vater und Sohn, wie sie sagte, „ein Herz und eine Seele". Die Hochzeit sei ein wunderbares Fest gewesen, und danach habe sie die schönsten Weihnachtsferien ihres Lebens verbracht. Dies geschah um die Jahreswende 1998/99. Jetzt lebt die Frau wieder mit ihrem Mann zusammen in Afrika.

Es gibt zwar auch noch andere Gründe, aber Geschichten wie diese (die es zuhauf gibt) haben sicherlich viel dazu beigetragen, dass das Familienstellen im letzten Jahrzehnt Furore gemacht hat. Familienaufstellungskurse haben in Deutschland einen Zulauf wie keine andere Therapie- und Beratungsmethode. Seit einige von Hellingers Büchern in alle europäischen Sprachen und inzwischen auch ins Chinesische und Japanische übersetzt sind, breitet sich die Arbeit in großer Geschwindigkeit über den gesamten Globus aus. Bert Hellinger selbst füllt mühelos Säle mit tausend Leuten.

Für viele ist er ein unbegreifliches Phänomen, für einige ist das unheimlich. Er ist der Therapeuten-Therapeut, der große Lehrmeister einer bunt gemischten Schar von professionellen Helfern und Heilern (Ärzten, Psychiatern, Psychologen, Pädagogen, Beratern, Therapeuten verschiedenster Herkunft), der Erfinder einer neuen Art von Therapie – und doch alles andere als ein Therapeut. „Ich mache", sagte er mir vor Jahren einmal in einem Interview, „manchmal gezielte Therapie, wenn ich jemandem zu einem Symptom etwas sage. Aber grundsätzlich geht meine Arbeit weit darüber hinaus. Man kann es Heil nennen. Nicht Heilung, sondern Heil, aber nicht im Sinne von Errettung, sondern Heil heißt, man kommt aus einer Verlorenheit oder einer Verstrickung wieder in Verbindung mit etwas Tragendem. Was immer das dann ist. Da gibt es Ordnungen, die uns vorgegeben sind. Wenn wir mit denen in Verbindung kommen, dann fühlt man sich weiter und ganz, nicht immer glücklich – darum geht es nicht, das Leid gehört dazu, die Sorge gehört dazu, die Herausforderung gehört dazu – es ist etwas, das zutiefst ruhig ist. Das ist das Kriterium: Man ist zutiefst ruhig" (Hellinger 1998, 516f).

Gemessen am Zulauf und der publizistischen und tatsächlichen Verbreitung seiner Arbeit ist Bert Hellinger der absolute Star unter den zeitgenössischen Therapeuten, und doch ist er der völlige Antistar, das genaue Gegenteil von einem Psychoguru oder einem großen Kommunikator, einem, der die Massen elektrisiert oder anstachelt. Er ist eher leise und zurückhaltend, im Grunde sehr schüchtern, auf jeden Fall ganz schlicht und unspektakulär. Ob im kleinen Kreise oder vor einem großen Publikum – er arbeitet und spricht auf die gleiche Weise, immer dem jeweiligen Klienten und seinem Anliegen zugewandt und ihm, seiner Familie und seiner Seele verpflichtet. *Fast* immer – denn er ist auch ein Mensch, der Fehler macht. Dazu steht er auch: „Ohne meine Fehler hätte ich nichts gelernt." Auf Diskussionen lässt er sich jedoch nicht ein, zumindest nicht bei seinen Kursen. Kritische Einwände sind dort unerwünscht – sie nehmen, sagt Hellinger, dem Geschehen die Kraft. Es bliebe dann an der Oberfläche, im Bereich von Meinung und Gegenmeinung, anstatt in die Seele zu sinken.

Das bringt ihm natürlich reichlich Kritik ein, die ihn aber nicht anficht. Außerhalb der Kurse lässt er sich aber durchaus kritisieren, und mitunter nimmt er die Kritik sogar an, wenn Zeitpunkt und Form stimmen. So habe ich im Sommer 2000 an einem großen Kurs von ihm teilgenommen, den ich – zum ersten Mal, seit ich ihn kannte – ziemlich schwach fand. Von Beginn an wirkte vieles verkrampft und gewollt – anstatt sich führen zu lassen, schien Hellinger dem Publikum etwas demonstrieren zu wollen, und das funktionierte mehr schlecht als recht. Bis auf einige Ausnahmen fehlte die Kraft und die Tiefe, die ihn und seine Arbeit sonst ausmacht.

Das kann vorkommen, niemand ist immer gleich gut, und das Außergewöhnliche bei Hellinger ist, dass er immer öffentlich arbeitet. Bert Hellinger ist – das muss insbesondere gegenüber seinen Kritikern aus der Psychotherapie deutlich hervorgehoben werden – der einzige Therapeut, dessen Arbeit nahezu vollständig öffentlich nachvollziehbar ist. All seine Fehler kann jeder sehen, sei es live, sei es auf den Video-Dokumentationen. Insofern ist es also ein Leichtes, hier und da eine Schwachstelle in seiner Arbeit zu entdecken. Ich habe von Psychologen gehört, die aus Hellingers Videos solche Schwachstellen heraussuchen, sie zusammenschneiden und ihren Studenten vorführen, um zu demonstrieren, dass Hellinger ein lausiger Therapeut sei.

Also, Fehler sind menschlich, und Hellinger ist in dieser wie in anderer Weise sehr menschlich. Ein Kollege, der ihn schon sehr lange kennt, meinte einmal ganz trocken: „Zwanzig Prozent seiner Aufstellungen sind schlecht, dreißig mehr oder weniger okay, und fünfzig Prozent sind einfach genial." Das wäre eine tolle Quote, und es mag in etwa hinkommen, ich habe das nie so angeschaut und gewertet. Denn die Tiefe und Reichweite der Arbeit geht weit über die einzelne Aufstellung hinaus – auch weniger gelungene Aufstellungen haben oft eine tiefe und segensreiche Wirkung. Aber am

Schluss des erwähnten Kurses war ich dennoch tief betroffen von der Art und Weise, wie er mit einer Klientin umgegangen war. Während der größte Teil des Publikums ihn mit standing ovations verabschiedete, saß ich – ebenso wie einige erfahrene Kollegen in meiner Nähe – ziemlich entsetzt auf meinem Platz, unfähig, auch nur eine Hand zu rühren. Mein Freund und Lehrer hatte in meinen Augen genau das getan, was ihm missgünstige Kollegen und einige Presseorgane oft vorwerfen – er hatte eine Klientin vor großem Publikum vorgeführt.

Ich habe ihm dies einige Tage später, als ich mich wieder gefasst hatte, ebenso klar wie freundschaftlich mitgeteilt. Seine Antwort lautete: „Danke für deine Stellungnahme zu meinem Kurs ... Ich werde etwas Gutes daraus machen."

Mitte der neunziger Jahre bin ich Hellinger zum ersten Mal begegnet, als er nach zwei Jahrzehnten eher stillen Wirkens in Fachkreisen schon ebenso bekannt wie umstritten war. Der Titel eines Buches – *Ordnungen der Liebe* – hatte mich elektrisiert, und schon nach dem Besuch eines einzigen Kurses war mir klar, dass dies meine künftige Arbeit sein würde. Hellinger benutzt gerne große, altmodisch klingende Worte wie Würde, Ehre, Andacht, Ehrfurcht, Seele. „Diese Worte bringen in der Seele etwas zum Schwingen", sagt er, „sie bewegen etwas und stoßen etwas an" (Hellinger 1998). Aber für viele, die nicht genau hinschauen und hinhorchen, macht ihn das schon verdächtig, im Dienste alter Mächte und Ideologien zu stehen. Wenn sie dann noch hören, dass er früher einmal katholischer Priester und Missionar war, ist das Klischee perfekt.

Aber das ist billig und oberflächlich. Sein Gestus hat wohl immer noch etwas Priesterliches, und seine Achtung gegenüber allen Religionen, den Kirchen und insbesondere dem Menschen Jesus ist so groß, dass er sich fast jeder Kritik enthält, aber Hellinger hat die Fallstricke des Christentums und anderer Religionen gründlicher durchschaut und hinter sich gelassen als viele, die sich davon frei wähnen. Er ist sicher ein tief religiöser Mensch, aber diese Religiosität weist weit über heilige Schriften, Dogmen und so genannte Offenbahrungen hinaus. Sie gründet in der unmittelbaren Erfahrung und Wahrnehmung dessen, was ist (Interessenten möchte ich auf das Buch *Religion, Psychotherapie, Seelsorge* [Hellinger 2000] verweisen, in dem Hellinger sein Religionsverständnis darlegt.) Wenn ich ihn beobachte und erlebe, sei es bei der Arbeit oder privat, sehe ich einen Mann, der auf seine Seele horcht und sich traut, zu seiner Wahrnehmung zu stehen und diese unverblümt auszudrücken.

Hellinger hat das Priestertum nicht nur äußerlich abgelegt. Für ihn zählt die persönliche Erfahrung und nichts als diese, und er mutet jedem, der ihm nahe kommt, diesen Mut zur eigenen Erfahrung, zum eigenen Hinschauen zu. Gerne zitiert er dazu eine Stelle aus dem Alten Testament (Jer 31, 33–34; vgl. Hebr 8, 10–12): „Dies ist der Bund, den ich für das Haus Israel errichten werde nach jenen Tagen, spricht der Herr. Ich will meine Gesetze in ihren Sinn legen und in ihre Herzen schreiben; ich will ihr Gott sein und sie sollen mein Volk sein. Und es braucht keiner mehr seinen Mitbürger und keiner mehr seinen Mitbruder zu belehren: Erkenne den Herrn!"

Hier wird, sagt Hellinger, „jedem zugesichert, dass er seiner persönlichen religiösen Erfahrung vertrauen darf und vertrauen muss und dass er durch dieses Vertrauen nicht schuldig wird, sondern frei" (Hellinger 2000, 23). Sein Lebensweg – Priester und Missionar, dann Austritt aus dem Orden; Studium und Praxis der Psychoanalyse, dann auch Austritt aus diesem „Orden"; Entwicklung des Familienstellens, aber Widerstand gegen Schulenbildung und weit gehende Veränderung der eigenen Arbeit in den letzten Jahren – zeugt von dem Mut zur eigenen Erfahrung und zum ständigen Mitgehen mit dieser Erfahrung. Wer so lebt, ist eher ein Sucher als ein Priester.

Es ist jedoch offensichtlich, dass dieser Sucher etwas gefunden hat, dass er, bei aller Ungewissheit und allem Mut zum Nicht-Wissen, auf festem Grund steht. Dieser Grund ist – die Erde. Die Erde, auf der wir alle stehen (die wir, unter dem Einfluss verschiedenster religiöser Verheißungen, jedoch allzu gerne einem imaginären Himmel opfern); die Erde, aus deren Stoff wir sind; die Erde, aus der wir aufgetaucht sind und zu der wir wieder zurückkehren. *Vom Himmel, der krank macht, und der Erde, die heilt* heißt einer von Hellingers grundlegenden Vorträgen. „Wer die Erde bejaht, bejaht sowohl ihre Fülle als auch Anfang und Ende" (Hellinger 2000). Diese Anbindung an die Erde hat weder etwas mit Blut und Boden noch mit neueren Formen einer Mutter-Erde-Romantik zu tun, mit einer Anbetung von „Gaia" oder einer wie immer gearteten Vergöttlichung der Erde. Es geht schlicht um Einverstanden-Sein. Einverstanden sein mit dem, was ist, Anfang und Ende akzeptieren – das ist der Grund, auf dem Bert Hellinger ruht und aus dem er sein Kraft zieht. „Die Erde ehren heißt, sie nehmen und lieben, wie sie ist: mit Leben *und* Tod, Gesundheit *und* Krankheit, mit Anfang *und* Ende" (Hellinger 2000, 44).

Das Aufstellungs-Feld

Hellinger selbst ist aber nur ein Aspekt der von ihm ausgegangenen Bewegung. Er ist deren Quelle, der *spiritus rector*, und er weist auch immer noch den Weg. Aber schon Ende der neunziger Jahre hat er sich weitgehend aus der Arbeit in Deutschland zurückgezogen und sich auf Kurse rund um den Globus „beschränkt". Heute tritt er hierzulande nur noch auf Kongressen und zu Vorträgen und in speziellen Fortbildungskursen für Familiensteller auf. Schätzungsweise 2000–3000 solcher Familiensteller dürfte es im deutschen Sprachraum geben – Tendenz stark steigend. Wie viele es darüber hinaus sind, weiß niemand. Zur diesjährigen 4. Internationalen Arbeitstagung (die seit 1997 im zweijährigen Rhythmus stattfindet) kamen weit über 2000 Teilnehmer aus über 50 Ländern. Die meisten davon halten zwar nur kleinere Kurse, ohne ganz davon zu leben, aber es gibt allein in Deutschland sicher um die hundert Vollprofis, die im ein- bis zweiwöchigen Rhythmus Gruppenkurse mit zwanzig bis dreißig Teilnehmern durchführen, und weitere etliche hundert, die in Einzelsitzungen, in Institutionen wie psychosomatischen Kliniken oder (sozial-)pädagogischen Einrichtungen, im Firmencoaching und in monatlichen Gruppen professionell mit der Methode arbeiten.

Ganz Genaues weiß niemand. Die „Internationales Arbeitsgemeinschaft Systemische Lösungen nach Bert Hellinger" (IAG), die sich aus einem anfangs losen Zusammenschluss erfahrener Aufsteller allmählich in Richtung eines Berufsverbandes entwickelt, listete Ende 2002 rund 200 „anerkannte Aufsteller" in Deutschland, Österreich und der Schweiz auf. Interessenten können eine Liste dieser Aufsteller bei der IAG anfordern. Diese Liste versteht sich als Positiv-Empfehlung, will aber nichts über die Aufsteller aussagen, die der IAG nicht angehören. Im Zusammenhang mit den neuesten Fortentwicklungen der Arbeit („Bewegungen der Seele", siehe unten) gibt inzwischen auch Bert Hellinger selbst auf seiner Homepage eine Liste heraus, die kenntlich machen soll, wer über das klassische Familienstellen hinaus auch diese neue Form der Arbeit praktiziert.

Diese etwas unübersichtliche Situation und die höchst unterschiedliche Qualifikation der Familiensteller wird – insbesondere in der Fachöffentlichkeit – oft kritisiert. Auch intern ist sie Gegenstand kritischer Diskussionen, die durchaus auch öffentlich ausgetragen werden (z. B. in der Fachzeitschrift *Praxis der Systemaufstellung*, die halbjährlich erscheint). Tatsache ist, dass Bert Hellinger keine Kontrolle ausüben will und dies auch nicht tut. Er hat sich immer gegen die Bildung einer therapeutischen Schule gewandt und betont, dass seine Arbeit für jeden zugänglich sein soll, der sich dazu berufen fühlt. Er hätte mit einem Titelschutz und einem daran geknüpften Ausbildungsgang sehr, sehr viel Geld verdienen können, aber er hat darauf verzichtet, weil er seine Arbeit als Prozess sieht, der sich immer wieder neu in der Praxis bewähren und sich von dort aus inspirieren und wandeln lassen soll. Denn die Wahrheit und die Wirklichkeit, sagt Hellinger, sind immer wieder neu, und sie zeigen sich uns nur, wenn wir ihnen immer wieder neu und frisch begegnen. Eine Schule, ein Ausbildungskanon, eine Lehre würden dem entgegenstehen.

Das wirft ein bezeichnendes Licht auf seine Haltung. So konsequent und unbeirrbar er seine Ansichten vorträgt, so starr und autoritär, wie er manchmal gegenüber kritischen Einwänden erscheint, so flexibel, Raum gebend, unautoritär und zurückhaltend ist er gegenüber Kollegen, Schülern und Lernenden, die seine Arbeit anwenden und auf ihre eigene Weise weiterführen. Auch in den Fällen, wo frühere Schüler inzwischen ihre eigene Art von Aufstellungsarbeit entwickelt haben, die zum Teil erheblich vom Hellinger'schen Vorgehen abweicht, zieht er sich vielleicht zurück, aber er mischt sich nicht in die Arbeit ein und kritisiert sie auch nicht. Hier zeigt sich die gleiche Haltung wie in der Arbeit mit Klienten: Hellinger respektiert sowohl den anderen als auch sich selbst. Einwände gegen sich und seine Arbeit blockt er ab, aber er mischt sich auch nicht in das Leben anderer ein.

Natürlicherweise hat das enorme und recht anarchische Wachstum der Bewegung dazu geführt, dass die Qualität der angebotenen Aufstellungskurse höchst unterschiedlich ist. Es ist aber eine Unterschiedlichkeit in beide Richtungen – die Anarchie fördert sowohl das (manchmal vielleicht allzu) Laienhafte wie das Geniale. Letzteres wird angesichts von Berichten über unqualifizierte Aufsteller oft vergessen. Die IAG ist zwar sehr bemüht, durch fachlichen Austausch und Fortbildung, durch die Bildung von Internet-Foren, durch eine eigene Zeitschrift und eine Vielzahl von regionalen und fachspezifischen Arbeitskreisen gewisse Standards zu entwickeln und zu sichern, aber das ist alles nicht verbindlich. Manche würden es gerne verbindlich regeln, aber das macht nicht nur Bert Hellinger nicht mit, sondern es findet bisher auch keine Mehrheit unter den arrivierten Aufstellern. Denn unter dem Strich scheint die Erfahrung dafür zu sprechen, dass das Positive dieser offenen, nicht-kontrollierenden Haltung das Negative überwiegt. Hellinger selbst appelliert allenfalls an die Aufsteller, respektvoll mit seinem Namen und seiner Arbeit umzugehen:

„Daher bitte ich alle, die sich auf meinen Namen berufen, zu überprüfen, inwieweit ihre Arbeit mit meinen Vorgehensweisen, meiner Grundhaltung und meinen Erfahrungen übereinstimmt […] Dazu gehört auch die Fähigkeit, meine Befunde und Vorgehensweisen nicht einfach zu übernehmen, sondern sie an den eigenen Erfahrungen zu überprüfen und gegebenenfalls durch neue Einsichten zu erweitern" (Hellinger 2002a, 17).

Tatsächlich ist die gesamte Therapieszene in Deutschland längst ein freier Dienstleistungsmarkt, auf dem sich die Nachfrager eigenverantwortlich orientieren, informieren und einkaufen. Das Familienstellen ist darin ein Angebot unter vielen, und es gibt hier wie anderswo Billigmärkte und Feinkostgeschäfte, No-Name-Produkte und Markenartikel (wobei nicht garantiert ist, dass Letztere immer besser sind als Erstere). Und der Markt hat durchaus eine steuernde Funktion – während er manche aussortiert, haben andere leidlich zu tun, aber die guten Aufsteller sind, sobald sie einen gewissen Bekanntheitsgrad erreicht haben, fast immer ausgebucht, mitunter sogar einige Monate im Voraus.

Länge und Größe der Kurse variieren ebenso wie die Arbeitsstile und die Kosten. Die professionellen Aufsteller bieten meist drei- bis viertägige Gruppen für zwanzig bis dreißig Teilnehmer an. Dabei bleibt es jedem selbst überlassen, ob er dabei eine Aufstellung macht oder nur als „teilnehmender Beobachter" mitmacht. Die Preise für diese Kurse liegen zwischen 200 und 300 Euro (2002). Das Gros der Anbieter backt jedoch kleinere Brötchen – das reicht von einer Serie von Abendkursen bis zu ein- oder zweitägigen Seminaren, was dann auch entsprechend billiger ist. Zum Reinschnuppern ist dies nicht schlecht, ansonsten würde ich aber immer einen längeren Kurs empfehlen.

Wie eine Familienaufstellung funktioniert

Angefangen hat es in den Achtzigern, zunächst jahrelang im kleinen Kreis weniger Therapeuten. Bert Hellinger, geboren 1925, hatte nach dem Ablegen der Ordenssoutane (er war Leiter einer Missionsschule in Südafrika gewesen) Ende der Sechziger zunächst eine Ausbildung zum Psychoanalytiker absolviert. Als solcher hat er auch (entgegen anders lautenden Behauptungen) 1982 die psychotherapeutische Kassenzulassung der kassenärztlichen Vereinigung Bayerns erhalten. Vorher schon hatte er jedoch den Janov'schen Urschrei gehört und war ihm nach Amerika gefolgt, um beim Meister (Arthur Janov) persönlich die damals revolutionäre Primärtherapie zu erlernen. (Primärtherapie befasst sich mit der Geburt und den ersten – „primären" – Erfahrungen, die ein Kind beim Eintritt in diese Welt macht, weil diese als prägend für das ganze Leben angesehen werden. Lange Zeit ging es dabei darum, schmerzhafte Erfahrungen und Gefühle wieder zu erleben und auszudrücken, was oft bedeutete: herauszuschreien. Inzwischen wurde die Methode längst verfeinert und ist dabei auch sanfter geworden.) Obwohl er der Primärtherapie lange treu blieb, schaute Hellinger sich viele der in den Sechzigern und Siebzigern neu entstandenen Therapierichtungen und ihre Pioniere an, darunter besonders die Transaktionsanalyse, die Familienskulptur nach Virginia Satir und das Neurolinguistische Programmieren (NLP). Irgendwann entstand daraus das, was man heute „Familienstellen" oder „Familienaufstellung" nennt – eine ganz originäre Methode, die zwar viele Vorfahren und auch zeitgenössische Verwandte hat, aber in der Hellinger'schen Form dennoch etwas ganz Eigenständiges ist.

Beim Familienstellen stehen fremde Personen – so genannte „Stellvertreter", die aus dem Kreis der Gruppenteilnehmer ausgewählt werden – in den Rollen von Familienmitgliedern (oder für die Mitglieder oder Gliederungen anderer Systeme wie Firmen, Behörden, Religionen, Kulturen usw.). Der Klient wählt zum Beispiel eine Frau für seine Mutter, einen Mann für seinen Vater und ebenfalls eine fremde Person für sich selbst. Diese führt er, innerlich gesammelt und ernst, an einen Platz im Raum – er „stellt" ihn oder sie „auf". Er folgt dabei einem momentanen Gefühl, keinem vorgefassten Konzept. Die Entscheidung, wer aufgestellt wird, trifft der Leiter der Aufstellung.

Die Stellvertreter erhalten keine näheren Informationen über die Person, für die sie stehen. Meistens wissen sie aus dem Vorgespräch in der Gruppe deren Stand in der Familie (Vater, Mutter, Onkel, Verlobte, außereheliches Kind, Halbbruder …), häufig auch bedeutsame Fakten (dreimal geschieden, im Krieg gefallen, hat als Kind die Mutter verloren, im Heim aufgewachsen, Findelkind, SS-Mitglied, Flüchtling, vergewaltigt, geistig behindert, Alkoholiker, abgetriebenes Kind …). Letzteres ist jedoch nicht immer der Fall, und es variiert sehr stark von Aufsteller zu Aufsteller, wie viel vorher erfragt wird. Bert Hellinger fragt inzwischen fast nichts mehr, und immer öfter wissen bei ihm (bei mir ebenfalls) die Stellvertreter nicht einmal mehr die Identität der Person, die sie vertreten.

Manchmal gebe ich auch bewusst keine Informationen, um (bei besonders belasteten Klienten oder brisanten Themen) die Persönlichkeitssphäre des Klienten zu schützen und jede Möglichkeit der Interpretation durch die Stellvertreter auszuschließen. So hatte ich kürzlich eine Teilnehmerin, die mir in einer Pause stockend berichtete, dass sie vor fünfzehn Jahren gemeinsam mit ihrer damals zwanzigjährigen Tochter einen Mann getötet habe. Die beiden Frauen hatten auf einer Mittelmeerinsel wild gezeltet und waren von dem Mann überfallen worden. Dann hatte er die Tochter zum Geschlechtsverkehr gezwungen und dabei beide mit einer Zeltstange bedroht. Irgendwann gelang es der Mutter, ihm einen Gürtel um den Hals zu legen. Damit haben sie ihn erdrosselt.

Die Frau sagte, es sei das erste Mal seit der Gerichtsverhandlung, dass sie diese Sache jemandem erzähle, und es war ihr nicht zuzumuten, dies vor der Gruppe auszubreiten. Also habe ich, ohne jede Erklärung und Rollenzuweisung, zwei Frauen und einen Mann ausgesucht und aufgestellt. Dann habe ich die Stellvertreter aufgefordert, ihren inneren Impulsen zu folgen und sich dementsprechend zu bewegen – ohne Worte. Es ergab sich ein eindrucksvolles Bild des Geschehens, das ganz dem entsprach, was die Frau mir unter vier Augen berichtet hatte, und eine Lösung, die die Klientin still und sehr bewegt zurückließ.

Im Allgemeinen ist es aber besser und klarer, wenn die Stellvertreter wissen, für wen sie stehen. Mehr als dies brauchen sie aber nicht zu wissen – vor allem sollte man ihnen keine Charaktereigenschaften der repräsentierten Person mitgeben. Dann bleiben sie gewissermaßen „unschuldig" und können sich den Gefühlen und Bewegungen überlassen, von denen sie in der jeweiligen Rolle ergriffen werden. Sie werden nämlich tatsächlich von etwas Fremdem ergriffen, von Wahrnehmungen und Gefühlen, die nicht zu ihnen gehören, sondern zu der Person, die sie vertreten. Wenn also jemand für Ihren Großvater dort steht, dann steht er dort wie Ihr Großvater, und er fühlt wie dieser. Manchmal kann man dies sogar an der Körperhaltung sehen oder am Gesichtsausdruck oder (wenn gesprochen wird) an bestimmten sprachlichen Wendungen. Aber nicht immer. Die Ausdruckformen nehmen die ganze Skala von subtil bis ganz deutlich oder dramatisch ein. Es hängt auch davon ab, wie tief die Stellvertreter sich einlassen, wie sehr sie sich von diesen fremden (und manchmal beängstigenden) Kräften einnehmen lassen. Aber ganz können sie sich nicht entziehen, und der Ausdruck der Stellvertreter gibt zumeist sehr klare Hinweise auf das wirkliche Geschehen in der Familie.

Zum Beispiel hatte ich eine Aufstellung mit einer jungen Frau (Mitte dreißig), die sich darüber klar werden wollte, ob sie den Heiratsantrag ihres etwa sechzigjährigen Freundes annehmen sollte. Die Aufstellung zeigte, dass der Mann völlig verstrickt war mit seiner ersten Frau und seiner Tochter, obwohl die Ehe schon seit Jahrzehnten geschieden war. Der Stellvertreter hatte nur Augen für die beiden, und es bedrückte alle drei etwas sehr Schweres. Da die Klientin dazu keine nähere Auskunft geben konnte, habe ich die Aufstellung abgebrochen mit den Worten: „Den Mann kannst du vergessen, der ist nicht frei für dich."

Sie hat dies ihrem Freund erzählt, der ein sehr bekannter Therapeut ist. Er hat mich prompt für völlig inkompetent erklärt, da er ein sehr gutes Verhältnis zu seiner ehemaligen Frau und der gemeinsamen Tochter habe. Das hat die Klientin sehr verunsichert. Die Beziehung ist so chaotisch weitergegangen wie zuvor, bis der Mann nach einem halben Jahr einen Brief von einer jungen Frau aus Amerika erhielt – diese Frau war seine Tochter! Nicht die Tochter, von der die Klientin wusste, sondern ein weiteres Kind! Dieses Kind, es war das Erstgeborene, hatten die Eltern nach der Geburt zur Adoption weggegeben, und der Vater hatte den Vorgang so tief abgespalten, dass er sie vergessen hatte (kurz nach ihr war das zweite Kind zur Welt gekommen, hatte den gleichen Namen bekommen und fortan als das erste und einzige gegolten). Diese vergessene Tochter war übrigens genauso alt wie die Klientin, die jetzige Partnerin des Mannes. Die Aufstellung hatte also doch den richtigen Hinweis gegeben, und nicht nur das: Die Vermutung liegt nahe, dass dadurch auf merkwürdige Weise ein Prozess in Gang gekommen ist, der zur tatsächlichen Aufdeckung dieses alten Geheimnisses führte.

Ich erlebe es nicht selten, dass sich in den Aufstellungen Dinge zeigen oder andeuten, die scheinbar nicht stimmen, weil sie von dem abweichen, was die Betroffenen kennen. Im Nachhinein bestätigen sich diese Dinge aber immer wieder. Nicht immer zu hundert Prozent, in den Details mag es durchaus wichtige Abweichungen geben. Aber die Aufstellungen zeigen immer etwas Wesentliches an. Man kann sich darauf verlassen, dass die Richtung, in die es zeigt, stimmt. Sie eignen sich aber nicht als quasi kriminalistische Methode, um etwas herauszufinden. Zwar werden oft Geheimnisse aufgedeckt, aber das geschieht eher absichtslos, man darf dies nicht bezwecken. Und auch bei dem, was absichtslos auftaucht, sind die Details nicht unbedingt sicher.

Wenn also herauskommt, dass jemand einen anderen Vater hat als vorgegeben, so mag dies stimmen, aber es ist kein Beweis. Es ist auch möglich, dass ein anderes Familienmitglied, zum Beispiel die Mutter oder der Vater, vielleicht sogar jemand, dessen Existenz in der Familie verschwiegen wird, einen „falschen" Vater hat. Die aufstellende Person kann mit diesem anderen Familienmitglied innerlich identifiziert sein und dessen Gefühle übernommen haben, ohne dies zu wissen, und an dessen Stelle das Gefühl haben, sie habe einen anderen Vater. Aufstellungen zeigen also etwas an, dienen aber nicht als Beweis.

Das Familienstellen in Bewegung

Während die Aufstellungen früher überwiegend statisch abliefen (d.h. die Aufgestellten blieben stehen, wurden vom Therapeuten nach ihrem Empfinden, ihren Wahrnehmungen und Gefühlen befragt und dann gegebenenfalls an eine andere Stelle geführt, bis ein Platz gefunden war, an dem sich alle wohl fühlten), lässt Hellinger die Stellvertreter sich heute mehr oder weniger frei bewegen. Er achtet lediglich darauf, dass es sich dabei um Bewegungen handelt, die nicht aus der Vorstellung der Stellvertreter kommen, sondern quasi einem inneren Zwang folgen („Bewegungen der Seele", siehe Kapitel 5 und 6). Dabei wird so gut wie nicht mehr gesprochen – weder vor noch während noch nach der Aufstellung. Allenfalls den einen oder anderen kurzen Lösungssatz gibt Hellinger noch vor. Diese Vorgehensweise führt oft weitaus tiefer als die alten Aufstellungen, verlangt aber höchste Achtsamkeit seitens des Leiters. Viele bleiben daher sicherheitshalber lieber beim Alten, obgleich Hellinger dieses neue Vorgehen sehr nachdrücklich lehrt.

Der Klient selbst ist bei einer Aufstellung Beteiligter und Zuschauer zugleich. Er schaut sich quasi selber zu – wer sich in den östlichen Meditationspraktiken auskennt (Vipassana, Zazen), wird darin ebenso wie in der Rollenübernahme der Stellvertreter unschwer große Parallelen entdecken. Bei der Meditation geht es nämlich darum, Zeuge seiner selbst, Beobachter der eigenen Gefühle, Wahrnehmungen und Gedanken zu sein. Dies geschieht hier über die Repräsentanten. Der Klient kann sich selbst und seine Familie, die er sonst immer von innen erlebt, jetzt von außen sehen. Er kann dabei natürlich auch nachprüfen, wie stimmig das ist, was die Stellvertreter äußern. Zugleich ist er jedoch innerlich verbunden und schwingt mit dem Geschehen mit – was sich äußerlich etwa darin äußert, dass er mitweint oder mitleidet oder sich mitfreut.

Die Hellinger-Arbeit bedient sich zwar psychotherapeutischer Einsichten und Methoden, reicht aber weit über die Psychotherapie hinaus oder ist von vornherein etwas anderes. Daher bedarf es auch nicht unbedingt eines Psychologiestudiums mit psychotherapeutischer Ausbildung, um sie anzuwenden. Bei manchen Symptomen und Fragestellungen ist zwar auch eine fachliche psychotherapeutische Kompetenz gefragt, aber in den meisten Fällen geht es um soziale Ordnungen und deren Gestaltung. Wenn jemand seine Familie oder ein anderes soziales System aufstellt und von außen betrachtet, welche Dynamiken in diesem System existieren und wo sein Platz in diesem System ist, dann ist dies zunächst nicht mehr als eine bildhafte Verdeutlichung sozialer Beziehungen. Diese stehen natürlich in einer Wechselwirkung mit der individuellen Seele, und die Stellvertreter in einer Aufstellung durchleben oft schwere seelische Konflikte, aber die seelische Verarbeitung des Klienten ist beim Familienstellen, insbesondere in der neueren Form der Hellinger-Arbeit, oft nicht mehr Gegenstand therapeutischer Intervention. Manchmal gibt es das Angebot, dass der Klient sich selbst an seinen Platz stellt und bestimmte Sätze spricht oder bestimmte Bewegungen macht, oft schaut er aber nur zu, und alles Weitere wird ihm bzw. seiner Seele anheim gegeben. Hellinger drückt dies beispielsweise in dem Satz aus: „Ich überlasse dich deiner guten Seele."

Manche Betrachter haben Bedenken, dass die Menschen, die in Stellvertreterrollen stehen, Schaden nehmen könnten. Sie gehen in der Tat oft durch schwere Gefühle wie tiefste Trauer, Hoffnungslosigkeit, schweres Leid, mörderische Wut, sie durchleiden Gewissensbisse und seelische Qual und auch die entsprechenden körperlichen Schmerzen. Aber es schadet ihnen nicht. Sie gehen ganz im Gegenteil gestärkt und bereichert daraus hervor. Sie haben dadurch nämlich Anteil am Menschlichen, sie kommen in Berührung mit Ebenen des Menschseins, die sie vielleicht in ihrer eigenen Lebensgeschichte noch nicht berührt haben, die aber zu uns allen gehören. Dies verbindet auf eine ganz tiefe Weise. In den Aufstellungsgruppen zeigt sich dieses Verbindende daran, dass die Teilnehmer schon nach wenigen Stunden in einer völlig ungewohnten Offenheit und Vertrautheit miteinander umgehen, ohne dass jemand auch nur einen Finger gekrümmt hätte, um dies zu bewerkstelligen. Es ergibt sich einfach dadurch, dass alle merken, dass wir auf einer tiefen menschlichen Ebene miteinander verbunden und gleich sind.

Auch in der Psychotherapie ist die Arbeit mit Stellvertretern nicht unüblich. Das Phänomen ist zwar so gut wie nicht erforscht, und niemand weiß genau, was da vorgeht und wie es zu erklären ist, aber viele machen es sich seit langem zunutze – auch außerhalb des Familienstellens. Insbesondere beim Psychodrama, bei der Arbeit mit „Familienskulpturen" und in der systemisch-konstruktivistischen Therapie (z. B. der „Heidelberger Schule"), die sich scharf von Hellinger abgrenzt, wird damit gearbeitet. Dort gibt aber meistens der Therapeut und/oder der Klient den Repräsentanten bestimmte Vorgaben – z. B. eine dem Theater ähnliche Rollenbeschreibung (Psychodrama), eine bestimmte Körperhaltung, Blickrichtung usw. (Familienskulptur) oder bestimmte Lösungsvarianten, die diskutiert werden (systemisch-konstruktivistische Schule). Demgegenüber gibt Hellinger weder etwas vor noch hält er die Stellvertreter zu etwas an – und insofern ist sein Ansatz etwas durchaus Eigenes und Neues, auch wenn er, wie alles Neue, aus Früherem hervorgegangen ist.

In der Hellinger'schen Fassung hat die Repräsentation von Menschen (und den verschiedensten Systemelementen) durch Stellvertreter eine neue Tiefe erreicht. Es ist – insbesondere für Neulinge – manchmal geradezu gespenstisch, wie treffend völlig unbekannte Personen durch die Stellvertreter wiedergegeben werden. Für Außenstehende ist es schlicht unbegreiflich. Aber nicht nur für diese: Auch Bert Hellinger und die übrigen Aufsteller verstehen es nicht wirklich. Sie nehmen es, aufgrund vielfacher Erfahrung, als Tatsache, auf die man sich verlassen und mit der man arbeiten kann. Für die Praxis genügt dies. Dennoch fordert dieses Phänomen aber auch zum Nachdenken über die Wirklichkeit, die Natur unseres Wissens und die Art seiner Übertragung heraus, um nur die naheliegendsten Fragen zu nehmen. Bevor ich darauf eingehe, möchte ich mich aber zunächst den inhaltlichen Einsichten aus dem Familienstellen zuwenden.

KAPITEL 2

Die Eltern in unserer Seele

Wir sind unsere Eltern

Das Familienstellen ist eine sehr einfache Angelegenheit. Keine Philosophie, keine Theorie, eigentlich noch nicht einmal eine Therapie. Es birgt viel Stoff zum Philosophieren, lädt ein zum theoretischen Nachdenken und bedient sich der einen oder anderen therapeutischen Technik, aber das alles steht nicht im Mittelpunkt. Im Mittelpunkt steht die Wirklichkeit, wie sie sich uns zeigt, steht der einfache, offene, absichtslose Blick auf diese unsere Wirklichkeit.

Das Erste und Grundlegende, das sich diesem Blick offenbart, ist die Tatsache, dass wir alle Söhne und Töchter von Eltern sind – von *zwei* Eltern. Alle haben wir, ohne Ausnahme, einen Vater und eine Mutter – jedenfalls bisher noch. Wir *haben* aber nicht nur einen Vater und eine Mutter, wir *sind* sogar unser Vater und unsere Mutter. Je zur Hälfte haben sie sich in uns weitergegeben; unser Zellkern besteht aus fünfzig Prozent Mutter und fünfzig Prozent Vater. Wir *sind* also unsere Eltern. Wir sind Stoff aus ihrem Stoff, Fleisch aus ihrem Fleisch, Blut aus ihrem Blut, und – wie das Familienstellen deutlich zeigt – Geschichte aus ihrer Geschichte.

In uns wirkt ein uns nicht bewusstes Gewissen, dass uns über Generationen hinweg mit unseren Vorfahren verbindet. Und zwar nicht nur mit denen, die wir kennen, oder mit denen, von denen wir wissen, sondern oft auch mit solchen Vorfahren, von deren Leben oder gar deren Existenz wir nichts wissen. Wir leiden, weil sie gelitten haben, werden krank, weil sie krank waren, bringen uns um, weil sie sterben mussten oder den Tod verdient gehabt hätten, werden Verbrecher, weil sie Verbrechen begingen, oder gehen ins Kloster, um ihre Taten zu sühnen – ohne zu ahnen, dass wir all dies tun, weil wir zutiefst mit ihnen verbunden sind. Tatsächlich tun wir es, gerade weil wir unsere Verbundenheit nicht mehr wahrnehmen oder nicht mehr wahrhaben wollen und sie daher nur durch solches Tun, durch solchen Mit-Leiden ausdrücken können. Würden wir sie sehen und ehren, sie alle, die uns vorausgegangen sind, würden wir sie als unsere Wirklichkeit nehmen und in uns wirken lassen, wären wir verbunden, ohne gefangen zu sein.

In traditionellen und erst recht in so genannten primitiven Gesellschaften würde es niemandem im Traum einfallen, sich über seine Eltern zu erheben, sie zu kritisieren, zu verachten oder sie im Alter wie Kinder zu behandeln, wie es bei uns gang und gäbe ist. Dabei waren die Menschen in diesen Gesellschaften in weit höherem Maße als wir durch ihre Familie und Sippe bestimmt und in ihren Möglichkeiten festgelegt. Dennoch wäre kein Mensch auf die Idee gekommen, dass seine Familie ihn einengte, ihn in seinen Entfaltungsmöglichkeiten zu sehr festlegte. Wir hingegen meinen, uns völlig zu Recht beständig darüber beklagen zu müssen, dass wir nicht mehr Möglichkeiten bekommen haben, in unserem Potential „blockiert" worden sind usw. Anstatt die Freiheit, uns weit über den Rahmen unserer Vorfahren hinausbewegen, über ihre räumlichen, sozialen oder religiösen Bande hinauswachsen zu können, als Geschenk zu nehmen – ein Geschenk übrigens, dass wir der Tätigkeit der uns vorangegangenen Generationen zu verdanken haben –, wähnen wir uns ihnen überlegen, mäkeln an ihnen herum oder verurteilen sie in Bausch und Bogen. Insbesondere in Deutschland gefallen sich ganze Generationen, an ihrer Spitze die so genannte Intelligenz, darin, über die Generation ihrer Väter und Mütter herzufallen und zu richten. Die nächste Generation richtet dann wieder die Richter – wie die Jungkarrieristen der neunziger die Politaktivisten der sechziger und siebziger Jahre.

Tatsache ist, das jeder das Kind seiner Eltern ist. Wer immer die Eltern sind, was immer sie getan oder unterlassen haben, wie immer sie zueinander gekommen sind, wie immer die Umstände der Zeugung waren, was immer danach geschehen ist – das ist, soweit es unsere Existenz und unsere seelische, geistige und körperliche Grundausstattung betrifft, bestenfalls zweitrangig. Das Erste und Grundlegende ist, dass diese beiden Menschen meine Eltern sind. Daraus folgt etwas sehr Einfaches: Wer diese Tatsache nicht annimmt, wer diese Eltern nicht nimmt, wie sie sind, hat sich selbst nicht genommen. Und solange er dies nicht tut, wird er mit sich selbst nicht in Frieden sein. Wir *sind* unsere Eltern. Das ist das Elementarste – wir sind das fleischgewordene Ergebnis ihrer Verbindung, sind Fleisch aus ihrem Fleisch. Uns dagegen aufzulehnen, bringt nicht nur nichts, sondern es entfremdet uns vor allem uns selbst.

„Muss ich das schlucken?", fragte mich vor einigen Monaten eine Frau nach einem Vortrag. „Müssen Sie nicht", habe ich ihr geantwortet, „aber meinen Sie, dies würde etwas an der Tatsache ändern?" Sie hat resigniert gelächelt und mit den Schultern gezuckt: „Wohl kaum."

An der Tatsache lässt sich nichts ändern, aber wenn sie es „schlucken" würde, würde es *für sie* etwas ändern, und zwar gewaltig. Sie dürfte es aber nicht schlucken wie eine bittere Medizin, sondern wie einen guten Tropfen Wein: „Ah, wie köstlich, ich bin meine Eltern!"

Was würde passieren? Was passiert, wenn Sie dies sagen: „Ah, wie köstlich, ich bin meine Eltern!"? Sie kommen augenblicklich in Einklang mit Ihrer Wirklichkeit. Sie kommen in Einklang mit dem, was Sie tatsächlich sind. Sie können der oder die sein, der oder die Sie sind, Sie müssen nirgendwo mehr hin. Kein Kampf, kein Hader, kein Anrennen mehr gegen etwas, was ohnehin nicht zu ändern ist, weil es unverrückbare Wirklichkeit ist. „Ich bin meine Eltern. Ja!" Sie werden sich absolut frei und leicht fühlen, wenn Sie dies sagen können.

Jetzt wird vermutlich bei vielen von Ihnen ein großes „Aber" sich breit machen, sei es, dass Sie mit ihren eigenen Eltern nicht so recht einverstanden sind und glauben, dafür gute Gründe zu haben, sei es, dass Sie an andere Menschen und deren Eltern oder Kinder denken, oder sei es, dass Sie Khalil Gibran gelesen haben oder einer spirituellen Richtung anhängen und meinen, es gäbe da noch mehr als die Eltern, sie seien nicht die eigentliche Lebensquelle und daher nicht so wichtig. Wenn Sie jetzt in einem Kurs von Bert Hellinger wären und dieses „Aber" aussprechen wollten, würde er es nicht zulassen: „Keine Einwände!" Zu Recht, denn der Einwand ist dazu da, die Wirklichkeit, die unbequeme Wirklichkeit, zu entkräften und sie einem Schein zu opfern. Beim Familienstellen jedoch schauen wir auf diese Wirklichkeit und gestatten ihr zu wirken. Also bitte auch ich Sie: Halten Sie Ihr „Aber" eine Weile zurück und gestatten Sie dem, was Sie gelesen haben, zu wirken.

Wie viele andere habe ich der so genannten „sozialen Elternschaft" lange Zeit zumindest eine gleichrangige, wenn nicht eine höhere Bedeutung beigemessen als der natürlichen. Dabei habe ich die Zutaten mit den Grundbestandteilen verwechselt, die Accessoires mit dem Kleidungsstück. Denn was kommt zuerst? Was bewirkt, dass wir überhaupt existieren? Was macht so etwas wie „soziale Elternschaft" erst möglich? Keine Frage: Wir sind, was wir sind, durch unsere Eltern, so wie diese es durch ihre Eltern sind, und diese wiederum durch ihre. Der Lebensstrom, der in uns fließt, ist durch sie alle zu uns gekommen, und zwar nur durch sie. Es stimmt: Er kommt nicht *von* ihnen, sie sind nicht der Ursprung, sondern haben das Leben selbst so bekommen, wie sie es weitergegeben haben, aber er kommt *durch* sie und hat durch sie seine einmalige Form erhalten. Und kein Weg zur Quelle führt um die Eltern herum. Sie *sind* die Quelle, woher immer das Wasser kommen mag, das der Quelle entspringt.

Es ist sicher nicht egal, wie sich die Eltern uns gegenüber verhalten haben – unsere Gefühle, unsere unbewussten Reaktionen, unsere Erwartungen, unsere tiefen Überzeugungen über uns selbst, die anderen und das Leben sind dadurch nachhaltig beeinflusst. Es ist auch nicht egal für ein Kind, ob die Eltern brave Bürger oder Verbrecher, ehrlich oder hinterhältig, stark oder schwach waren, aber es ist zunächst einmal nachrangig. Tatsächlich ist es sogar ziemlich unwichtig, wenn das Elementare einmal in seiner ganzen Bedeutung gesehen wird. Das Elementare ist, dass die Eltern, vor allem anderen, für uns die Quelle des Lebens sind. Alles andere verblasst dahinter, wenn man dies in seinem ganzen Ausmaß begreift.

Beim ersten Kurs im Familienstellen, an dem ich teilgenommen habe, stand ich als Stellvertreter für den Bruder einer Teilnehmerin. Von der Existenz dieses Bruders (er war inzwischen um die fünfzig Jahre alt) hatte sie erst wenige Wochen zuvor erfahren. Ich fühlte mich in dieser Stellvertreterrolle verloren, es fehlte etwas, ich hatte keine Verbindung zu den anderen. Da erst erzählte die Teilnehmerin die Geschichte dieses Bruders: Er war gegen Kriegsende geboren, sein Vater war ein englischer Soldat, der die Mutter (angeblich) vergewaltigt hatte. Daraufhin hatten die Eltern der Mutter diese, damit niemand etwas merkte, in ein Kloster geschickt. Dort wurde das Kind (eben dieser unbekannte Bruder) geboren und dann auch gelassen. Er blieb verschwiegen, bis er fünfzig Jahre später auftauchte.

Nachdem die Teilnehmerin dies kurz berichtet hatte, stellte die Aufstellungsleiterin einen Stellvertreter für den englischen Soldaten zu den anderen dazu – also „meinen" Vater. Sofort schossen mir Tränen in die Augen, mein Körper drehte sich wie von selbst zu dem weit abseits stehenden Mann, und es zog mich magisch dorthin. Vergewaltigung hin oder her – dort war mein Platz. Vielleicht hatte die Mutter der Teilnehmerin oder ihre Eltern die Vergewaltigungsgeschichte auch nur erfunden, um nicht zugeben zu müssen, dass sie sich mit einem feindlichen Soldaten eingelassen hatte. Aber das alles spielte für mich keine Rolle – ich fiel dem Vater in die Arme, weinend und glücklich, und konnte, als ich schließlich neben ihm stand, zum ersten Mal Verbindung zu den übrigen Familienmitgliedern aufnehmen.

Jedes Kind liebt seine Eltern

Dies war, wie gesagt, mein erster direkter Kontakt mit dem Familienstellen. Inzwischen habe ich rund 3000 Aufstellungen geleitet und selbst wohl über hundertmal in der Rolle einer mir vollkommen fremden Person gestanden. Daraus ergibt sich eine unumstößliche Einsicht: In der Tiefe seines Herzens liebt jedes Kind (und auch jeder Erwachsene) seine Eltern und bleibt ihnen in der Seele treu – egal, wie sich diese Eltern ihm gegenüber verhalten haben, egal sogar, ob sie Mörder sind oder waren. Nicht alle mögen dies offen zugeben, manchmal noch nicht einmal sich selbst gegenüber, und manchmal mag diese Einsicht so schmerzlich sein, dass man sich nicht erlaubt, diese Liebe zu fühlen, aber das ändert nichts an der Tatsache. Ich bringe drei Beispiele:

Beispiel 1: Weggegebenes Kind
Eine Frau berichtete in einem Aufstellungskurs, dass sie einen Hass auf ihre Mutter habe, weil diese sie als kleines Kind zu Verwandten gegeben hatte. Bei der Aufstellung zeigte sich aber eine ganz tiefe Liebe zur Mutter, die man schon sehen konnte, als die Teilnehmerin eine Stellvertreterin für ihre Mutter auswählte und aufstellte. Ich bat die Frau, sich selbst ihrer Mutter gegenüberzustellen, mit etwa zwei Metern Abstand, und sie anzuschauen.

Eine Weile passierte nichts, außer dass es der Teilnehmerin sehr schwer fiel, ihre Mutter anzuschauen. Der Grund dafür war klar: Sie konnte der Mutter nicht in die Augen schauen, ohne ihre Liebe für sie zu fühlen – je länger sie schaute, umso mehr schmolz die Wut dahin. Ihre Augen wurden feucht, ihre Gesichtszüge weich und traurig, ihren Körper zog es hin zur Mutter – aber sie traute sich nicht, sich auf sie zuzubewegen. Als sie es schließlich mit meiner sanften Nachhilfe doch schaffte, sich der Mutter zu nähern, haben sich beide lange umarmt, und aus der Teilnehmerin brach ein tiefer Schmerz heraus.

Dieser Schmerz galt aber nicht etwa der Trennung, nicht der Tatsache, dass sie weggegeben worden war, sondern der Einsicht, dass die Mutter trotzdem nicht glücklich geworden war. Es war umsonst gewesen, ihr Opfer war umsonst gewesen! Das war das Schlimmste, und deshalb war sie auch der Mutter böse. Die Trennung wäre für das Kind verkraftbar gewesen, in der Tiefe der Seele war es bereit, für die Mutter jedes Opfer auf sich zu nehmen, wenn es der Mutter nur helfen würde. Die bittere Einsicht war: Sie konnte der Mutter durch das eigene Opfer nicht helfen!

Das wurde ganz deutlich, als ich sie aufforderte, zur Mutter zu sagen: „Ich möchte, dass es dir gut geht. Ich trete zurück, wenn es dir hilft." Sie sagte diesen Satz mit erwartungsvollem Blick auf die Mutter, sie sagte ihn gern, und die tiefe Enttäuschung kam erst, als sie an der Reaktion der Mutter sehen konnte, dass ihr Opfer vergeblich war.

Das ist kein Einzelfall. Dieser Satz an die Mutter: „Ich möchte, dass du es leicht hast, dass es dir gut geht! Ich bin bereit, dafür ein großes Opfer zu bringen", zeigt, wie tief die Liebe zur Mutter geht. Die kindliche Seele ist tatsächlich bereit, sich für die Mutter (oder auch den Vater) zu opfern. In diesem Fall heißt das: Sie nimmt es gerne auf sich, auf ihren Platz bei der Mutter zu verzichten, wenn es dadurch der Mutter besser geht.

Dies ist ein innerseelischer Vorgang, er ist den meisten nicht bewusst. Aber wenn sie mit den Eltern konfrontiert werden und man nur den Augenkontakt zulässt, keine erklärenden, anklagenden oder rechtfertigenden Worte, kommt diese tiefe Wirklichkeit ans Licht.

Beispiel 2: Das Kind als Schande

Kürzlich noch war eine Frau bei mir, die angab, mit ihrer Mutter nicht klarzukommen und, ohne dass sie dies im Zusammenhang sah, keine feste Bindung zu Männern eingehen zu können. Als sie Stellvertreterinnen für sich selbst und ihre Mutter aufgestellt hatte, zeigte sich die Mutter sehr ablehnend. Tatsächlich hatte die Frau ihre Kindheit – wie sie daraufhin erzählte – weitestgehend bei den Großeltern und im Heim verbracht. Da sie farbig war und aus dem Raum Frankfurt kam, fragte ich sie, ob ihr Vater ein schwarzer amerikanischer Soldat sei, und sie antwortete: „Ja." Daraufhin bat ich die Stellvertreterin der Mutter, zu ihrem Kind zu sagen: „Du bist meine Schande!"

Dieser Satz kam mir einfach in den Sinn, als ich die Mutter beobachtete, und ich habe seine Wirkung ausprobiert. Das ist ein wesentlicher Aspekt der Methode: Man arbeitet nicht nach festen Regeln, sondern spricht und handelt unmittelbar aus dem Moment heraus. Ich sage einfach, was in mir auftaucht, und manchmal sind das Sätze, vor denen ich selbst erschrecke. Dies hier war auch so ein Satz, und ob er stimmt, sieht man an der Wirkung.

In diesem Fall ging sofort ein Ruck durch die Stellvertreterin der Mutter, sie sagte den Satz mit großem Nachdruck und Erleichterung, er stimmte ganz einfach. Die Tochter reagierte mit einem stillen Weinen und einem zustimmenden Nicken. Die zuschauenden Teilnehmer in der Runde waren im ersten Moment schockiert, sie aber nicht – sie wusste innerlich schon lange, dass es so war. Dass es so klar herauskam, war eher befreiend. Als sie, meinem Vorschlag folgend, zur Mutter sagte: „Ich ziehe mich zurück, damit es dir besser geht", war sie erleichtert.

Tatsächlich hatte sie seit Jahren keinen Kontakt mehr mit der Mutter. Sie hatte gemeint, dies sei so, weil sie auf die Mutter böse sei, aber jetzt konnte sie das Gegenteil erfahren: Sie verzichtete aus Liebe auf die Mutter. Sie spürte, dass dies die tiefere Wahrheit war, und das berührte und erleichterte sie. Aber es tat auch sehr weh, denn sie musste sehen, dass die Mutter für sie nicht erreichbar war. Die Lösung ist, dem zuzustimmen – mit Liebe.

Dass sie keine feste Bindung zu einem Mann eingehen konnte, hing ebenfalls damit zusammen: Sie war der Mutter treu, die sich einmal mit einem Mann eingelassen hatte und von diesem mit ihrem Kind allein gelassen worden war.

Da läuft etwas ganz Merkwürdiges ab. Die oberste Schicht ist, dass man meint, das Kind müsste allen Grund haben, der Mutter böse zu sein, weil die es abgeschoben hat. Das ist auch das bewusste Gefühl der meisten Kinder in einem solchen Fall.
    Dann entdeckt man darunter eine Schicht, wo die Kinder gar nicht böse sind, sondern die Mutter trotz allem lieben. Das konnte man hier sehen. Das weiß man sozusagen unbewusst, daher ist es eine große Befreiung, wenn man diese Liebe ganz fühlen kann. Dann ist das Kind nicht mehr nur Opfer, sondern leistet sozusagen einen eigenen Beitrag zum inneren Zusammenhalt der Familie: Es geht „freiwillig", es stimmt dem, was die Mutter tut, in der Seele zu.

Genauso ist es übrigens bei Inzest, also wenn ein Kind sexuell vom Vater (oder jemand anders aus der Familie) missbraucht wird. Die tiefe Wahrheit ist, dass das Kind dem in der Seele zustimmt, auch wenn es dabei verletzt wird. Daher wirkt es lösend, wenn das Kind – ich rede jetzt von der Therapie mit Erwachsenen, die dies erlebt haben – zum Vater (oder zur Mutter) sagen darf: „Wenn es dir hilft, tue ich es gern." (Das ist nämlich die tatsächliche seelische Haltung; meistens tut es dies aber vor allem für die Mutter, die vom Vater nichts mehr wissen will – es opfert sich dann an ihrer Stelle.) Durch diesen Satz kommt es zu seiner Würde. Es ist dann nicht mehr (nur) benutztes Opfer, sondern leistet eine aktiven Beitrag zum Familienzusammenhalt.

Aber da ist noch eine dritte Ebene. Das Kind verzichtet auf die Mutter, um sie behalten zu können. Das erscheint paradox. Aber wenn man genau hinschaut, sieht man, dass die Mutter (oder der Vater) für das Kind ganz verloren wäre, wenn es annehmen würde, dass sie es nicht mehr haben will. Die ganz tiefe Angst ist: Es könnte sie dann nicht mehr lieben und wäre vollkommen von ihr getrennt. Indem es aber dem Weggeben zustimmt, kann es im Innern die Mutter (oder sein Bild der Mutter) behalten. Die kindliche Liebe möchte um jeden Preis daran festhalten.

Wenn man nun als Berater, Therapeut oder Erzieher mit solchen Kindern (die längst erwachsen sein mögen) zu tun hat, ist es wichtig, dass man diese Liebe sieht und anerkennt. Wer sich zwischen ein Kind und dessen Eltern stellt, steht auf verlorenem Posten. Jedes Kind muss seine Eltern lieben dürfen, die Seele des Kindes kann sonst nicht leben und nicht wachsen. Das hat den ganz einfachen Grund, den ich eingangs schon erwähnt habe: Das Kind ist seine Eltern. So, wie sie sind, sind sie zu hundert Prozent richtig.

Ich bewerte damit nicht das Verhalten der Eltern, ich sage nicht, dass sie alles richtig machen. Ihr Verhalten ist oft fürchterlich. Dennoch stimme ich ihnen zu – sie sind die richtigen Eltern.

Wer also als Therapeut oder Berater jemandem helfen will, einen guten Platz im Leben einzunehmen, muss als Erstes dessen Eltern zustimmen – so, wie sie sind. Dann kommt er mit der Seele des Betreffenden in Einklang, und von dort aus sind dann Lösungen möglich.

Beispiel 3: Sexueller Missbrauch

In einem der ersten Seminare, die ich geleitet habe, war eine Frau, die von ihrem Vater vom vierten Lebensjahr an sexuell missbraucht worden war (und wie ich später erfuhr, hatte er auch ihre Geschwister beiderlei Geschlechts missbraucht, er hatte nichts und niemanden ausgelassen). Mit vierzehn hatte sie ihm, mit einem Küchenmesser in der Hand, Einhalt geboten. Er hatte sie nicht mehr angefasst, aber sich gut zehn Jahre später an ihrer Tochter vergriffen. Darauf hatte sie ihn angezeigt, und er war zu einer Gefängnisstrafe und zu Kontaktverbot mit der Familie verurteilt worden. Als ich die Familie aufstellte, war in den Augen ihrer Stellvertreterin sofort zu sehen, dass sie den Vater liebte. Ich setzte mich neben die Klientin, schaute sie an und sagte:

„Du liebst deinen Vater ja!"

Einen Moment war Stille, man hätte eine Nadel fallen hören können, dann sagte sie:

„Ja."

Dann kamen die Tränen.

Sie liebte ihren Vater, trotz allem. Sein Verhalten war durch nichts zu rechtfertigen, und doch war und blieb er ihr Vater. Er war aus der Familie getilgt, wenn überhaupt von ihm die Rede war, hieß er nur „das Schwein", und alle litten sie darunter. Alle, nicht nur er! Viel mehr als unter seinen Taten litt die Frau darunter, dass sie glaubte, ihn nicht lieben zu dürfen.

Es war nicht leicht, aber sie schaffte es, beides auseinander zu halten und damit „in Ordnung", in die rechte Ordnung, zu bringen: Die Tatsache, dass er ihr Vater und sie seine Tochter war und dass sie den Vater als Tochter haben und lieben durfte, und die Tatsache, dass ihr geliebter Vater ein Kinderschänder war, der ihr selbst, ihren Geschwistern und ihrer eigenen Tochter schwere körperliche und seelische Schmerzen zugefügt hatte. Sie konnte den Vertreter ihres Vaters in der Aufstellung anschauen und ihm beides sagen, sie konnte ihn als Vater nehmen und als Sexualpartner zurückweisen und die Schuld bei ihm lassen. Aber der Satz, der diese Lösung ermöglichte, hatte es in sich. Er lautet: „Ich habe es gern für dich getan."

Das ist natürlich ein Satz wie eine Bombe, und seine Wirkung ist entsprechend: Entsetzen bei denen, die nur den Satz hören, und eine explosive Befreiung bei denen, die ihn aussprechen. Manchmal gilt er dem Vater, meist aber ist er an die Adresse der Mutter gerichtet, die sich der Sexualität ihres Mannes entzogen hat. Was in welchem Fall zutrifft, zeigt die Aufstellung. Denn die lösenden Sätze sind keine Schablonen, die aus einer Theorie hergeleitet sind, sondern zeigen sich aus den Haltungen, Aussagen und Bewegungen der Stellvertreter in einer Aufstellung.

Mit der neuen Methodik der „Bewegungen der Seele" brauchen wir heute Sätze wie diesen oft nicht mehr. Die Stellvertreter von Opfer und Täter bewegen sich ohne jeden Eingriff von außen ganz allein aufeinander zu und zeigen so die Lösung. Manchmal ist es aber gut und wichtig, jemanden diesen (oder einen anderen passenden) Satz sagen zu lassen, weil er genau den Punkt trifft.

Manche Kritiker meinen, der Aufsteller verhöhne die Opfer, wenn er sie so etwas sagen lasse. Diese Kritiker schauen nicht auf die Wirkung und auch nicht auf das Opfer – sie schauen nur empört auf den Täter (oder auf den Therapeuten, der einem Klienten dessen eigene Wirklichkeit zumutet). Wer auf das Opfer schaut, ohne sich mit ihm zu solidarisieren, wird sehen, dass es damit buchstäblich erlöst wird. Die Wirkung ist nämlich, dass eine Frau sich mit diesem Satz ein für alle Mal vom Opfer, vom Opfersein, lösen kann, dass sie einfach Frau sein kann. Heute war die Frau aus dem eben geschilderten Beispiel bei mir zu Hause zu einem kurzen Besuch (sie und ihr Mann gehören inzwischen zu unserem weiteren Freundeskreis). Sie erzählte dabei von einem Fortbildungskurs, den sie kürzlich absolviert hatte. Dort sei sie den übrigen Teilnehmern wegen ihrer Fröhlichkeit und Leichtigkeit aufgefallen, und einige hätten gemeint: „Du hast sicher ein sorgenfreies Leben gehabt, so unbeschwert, wie du bist." „Da habe ich", sagte sie zu mir und meiner Frau, „endgültig gewusst, dass das Schild (gemeint war das unsichtbare, aber für jeden spürbare Schild, auf dem stand „Vorsicht: Missbrauchsopfer") verschwunden ist."

Wer die Bindung nicht nimmt, bleibt im Bann

Innerhalb der Familie sprechen wir dabei von Bindungsliebe. Ohne die Anerkennung diese Liebe gibt es keine Lösung – keine Lösung von den Eltern, der Familie und von der Verstrickung in deren Schicksal. Die Abwendung von den Eltern – oder gar deren Verurteilung – führen nur noch tiefer in die Verstrickung.

Das muss jeder Berater, jeder Therapeut wissen und beachten: Die Seele des Kindes leidet Schaden, wenn es seine Eltern ablehnt oder gar verachtet, deshalb darf ein Berater dies einem Klienten, ein Lehrer einem Schüler oder ein Erzieher einem Betreuten nie zumuten. Er muss ihm vielmehr helfen, Zugang zu dieser Liebe zu findet (ohne dass er daraus eine moralische Forderung macht), und das kann er nur, wenn er den Eltern selbst zustimmt. Das ist eigentlich alles, was er tun kann – es ist eine bestimmte Haltung, eine Achtung vor der Bindung des Kindes an seine Familie, wie immer diese ist.

Es gibt ein unverrückbares Gesetz: Wer die Bindung nicht anerkennt und nimmt, der bleibt im Bann! Nur wer sich der eigenen Herkunft zustimmend stellt, kann sich – in Liebe –

lösen. Die Liebe ist die Brücke, die die Lösung ermöglicht. In ihr bleiben wir verbunden, ohne festgebunden zu sein.

Kinder sind aber nicht nur an ihre Eltern gebunden, sondern auch an ihre Geschwister, an die Geschwister der Eltern, an die Großeltern usw. Die Bindung ist umso stärker, je näher die Verwandtschaft und / oder je schwerer das Schicksal ist, das ein Familienmitglied zu tragen hat(te). Wenn zum Beispiel ein Geschwister behindert ist oder als Kind gestorben ist, ist die Bindung zu diesem Geschwister meist stärker als zu den anderen. Ebenso, wenn ein Onkel im Krieg gefallen ist. Alle Mitglieder der Familie, die ein besonderes Schicksal hatten, haben in der Seele der anderen einen besonderen Platz. Und ebenso alle Mitglieder, die ausgeklammert wurden, weil sie, ihr Schicksal oder ihre Taten nicht angeschaut werden konnten oder wollten.

Daher ist es zum Beispiel bei verhaltensauffälligen Jugendlichen wichtig zu schauen, wem sie in ihrem Verhalten nachfolgen, mit wem sie in – zumeist unbewusster – Liebe verbunden sind. Ich möchte dazu noch zwei Fälle berichten:

Eine Mutter kam zur Aufstellung, weil sie mit ihrem jüngeren Sohn nicht mehr klarkam. Er war sechzehn, kiffte sehr viel, knackte Automaten und drohte, wie sie sagte, auf eine kriminelle Schiene zu geraten. Sämtliche Versuche, auf ihn einzuwirken, prallten an ihm ab. Bei der Aufstellung schaute der Stellvertreter des Jungen an den übrigen aufgestellten Familienmitgliedern vorbei. Er schaute offensichtlich auf jemanden, der nicht aufgestellt war. Ich fragte die Frau, wer dies sein könnte, sie wusste zunächst keine Antwort. Als ich hartnäckig blieb und darauf bestand, dass da jemand fehle, dass es jemanden in der Familie geben müsse, der aus dem Familienbewusstsein ausgeblendet sei, sagte sie plötzlich: „Mein Bruder". Dann kam heraus, dass ihr Bruder wegen Mordes an einer Frau zu lebenslänglichem Zuchthaus verurteilt war. Er saß dort seit fünfzehn Jahren, die Frau hatte ihn fast völlig vergessen. Als ich ihr sagte, dass Lebenslängliche nach fünfzehn bis zwanzig Jahren häufig entlassen werden, bekam sie einen regelrechten Schreck.

Die Familienseele hatte diesen Bruder aber nicht vergessen, er wurde nämlich vom Sohn der Frau vertreten. Als ich einen Stellvertreter für den Mann aufstellte, schaute der Sohn sofort erleichtert und interessiert dorthin. Die Lösung war auch hier – wie in jedem Fall – die Anerkennung der Bindung und der Wirklichkeit, wie sie ist. Hier mit den Worten: „Du bist mein Onkel." Und, von Seiten der Mutter des Jungen: „Du bist ein Mörder, und du bist mein Bruder." Als sie dies sagte, war der Stellvertreter ihres Sohnes augenblicklich erleichtert, und er konnte zum ersten Mal seine Mutter und die übrige Familie anschauen und wahrnehmen.

In einem anderen Fall bestahl ein vierzehnjähriger Junge regelmäßig seine Eltern, und auch sonst verhielt er sich fast selbstzerstörerisch. Nach einem Gespräch mit dem Jungen war mir klar, dass er wie unter einem Zwang handelte. Es tat ihm nicht nur leid, sondern er war regelrecht verzweifelt, dass er den Eltern dies antat. Vom Vater erfuhr ich dann, dass dessen Großvater, also der Urgroßvater des Jungen, fünf Jahre im Konzentrationslager Dachau verbracht hatte. Danach habe er sein Leben lang gestohlen, aber immer nur Kleinigkeiten. Da er ein bekannter Mann war, ließ man ihm dies durchgehen.

In einer anschließenden Aufstellung hat der Vater des Jungen dann einen Stellvertreter für den Sohn und einen für den Großvater aufgestellt. Beide Stellvertreter wussten nichts von der Geschichte der Personen, die sie vertraten, nichts vom Stehlen und nichts vom KZ. Der Junge schaute am Urgroßvater vorbei auf den Boden. Die Erfahrung zeigt, dass Stellvertreter, deren Blick auf den Boden fixiert ist, als wenn sie dort etwas suchten oder von etwas mit Macht angezogen würden, meistens auf einen Toten schauen. Ich behaupte das nicht so ausschließlich wie Hellinger, es ist für mich keine feste Tatsache, aber eine sehr gute Hypothese, die sich meistens bewahrheitet. Da ich es als Hypothese behandle, sage ich nicht, das dort ein Toter liegen muss, sondern probiere es einfach aus, indem ich ohne weitere Erklärung einen Stellvertreter nehme und ihn bitte, sich dort hinzulegen.

Als ich dies auch in diesem Fall tat, entspannte sich der Junge sofort. Der Urgroßvater aber wurde immer unruhiger. Schließlich ging er, nachdem ich ihn aufgefordert hatte, den Toten anzuschauen (er wollte wegschauen, konnte sich aber nicht wegbewegen), langsam vor diesem auf die Knie. Ich schlug ihm den Satz vor: „Ich lebe auf deine Kosten." Augenblicklich ging es allen besser. Offensichtlich hatte der Mann das KZ auf Kosten eines anderen überlebt. Nachdem dieser sich und den Vorgang gesehen sah, fühlte er sich geachtet. Was genau geschah, ist unwichtig, aber dieser Satz war die Lösung. Und auch für den Jungen kann der Zwang zum Stehlen jetzt aufhören, denn er erinnerte damit unbewusst an etwas, was zwischen seinem Urgroßvater und dieser anderen Person noch offen war. Jetzt konnte der Junge zu seinem Vater sagen: „Ich lebe jetzt auf eigene Kosten."

Man könnte hier natürlich kritisch fragen, was mich zu der Annahme brachte, dass der Urgroßvater des Jungen das KZ auf Kosten eines anderen überlebt hat – und empört bemerken, dass dies eine ungeheuerliche Unterstellung eines anmaßenden Familienstellers sei. (So argumentieren viele Kritiker.) Tatsache ist, dass mich die Bewegungen der Stellvertreter – ihr Körperausdruck, ihr Blick usw. – in diese Richtung geführt haben und dass dann plötzlich dieses Bild und dieser Satz in mir auftauchten. Wenn so etwas in mir auftaucht, spreche ich es dann sofort aus, ohne nachzudenken, und schaue, welche Wirkung es auslöst. Wenn die Wirkung ist, dass alle erleichtert sind oder ernst werden und sich etwas im guten Sinne ordnet, dann ist es richtig so. Dabei geht es noch nicht einmal darum, was tatsächlich gewesen ist, nicht um eine historische Wahrheit. Sondern es geht um das, was für den Klienten etwas in Ordnung bringt, was für ihn lösend und heilend wirkt.

Man muss also schauen, wo die Liebe fließt, und dieser Liebe zustimmen. Manche meinen oder suggerieren, das Familienstellen (oder Bert Hellinger) fordere die Liebe des Kindes zu den Eltern und der übrigen Familie, im Sinne einer moralischen Norm. Dies ist eine Unterstellung bzw. ein Irrtum. Das Familienstellen bringt vielmehr eine seelische Tatsache ans Licht, die Tatsache nämlich, dass diese Liebe *ist* – sie ist eine tatsächliche Gegebenheit. Beim Familienstellen geschieht nicht mehr, als dass diese Tatsache ans Licht gebracht wird, weil erst auf der Basis dieser Tatsache Lösungen gelingen können.

Ebenso irrtümlich ist die Meinung, das Familienstellen glorifiziere die Bindung, das Alte, die Tradition. Es geht nicht um Bindung, es geht um Lösung! Aber um eine Lösung, die wirklich gelingt, die uns wirklich frei macht für den Weg in unsere eigene Zukunft, in unser eigenes Leben, für unseren eigenen Weg. Und diese Lösung – das ist die zentrale, empirisch gefundene und tausendfach bestätigte Einsicht – funktioniert nur über die – liebende! – Anerkennung der Bindung. Das ist die Wichtigste der von Hellinger so genannten „Ordnungen der Liebe", die uns zu unserer vollen Kraft und unserem eigenen Weg finden lassen (siehe dazu auch mein Buch *Liebe, die löst* [Nelles 2002a]).

KAPITEL 3

Ordnungen der Liebe in der Paarbeziehung

Mann und Frau

Um zu seinem Eigenen zu kommen, muss man die Herkunft nehmen, wie sie ist, und sie dann hinter sich lassen. Die Lösung vom Elternhaus beginnt mit dem Einsetzen der Geschlechtsreife. Dann beginnt der Junge, sich nach Mädchen umzuschauen, und das Mädchen, sich für Jungen zu interessieren. Gleichzeitig werden die Eltern den Jugendlichen oft peinlich, vor allem wenn andere Jugendliche in der Nähe sind. Das ist Teil des Ablösungsprozesses. Er läuft darauf hinaus, dass sich der junge Mann schließlich eine Frau und die junge Frau einen Mann nimmt, mit ihr oder ihm eine neue Bindung eingeht und das Elternhaus verlässt. Im Idealfall verlassen er und sie das Elternhaus ganz, lassen es ganz hinter sich. Das geht aber nur, wenn sie es im Innern ganz genommen haben. Denn dann können sie es lassen, weil sie es ganz in sich tragen.

Die Bindung zwischen Eltern und Kindern war und bleibt immer eine zwischen Ungleichen. Eltern und Kind sind nicht gleich, nicht auf gleicher Ebene, deshalb können sie nie Freunde sein. Eine Mutter, die ihrer Tochter eine Freundin sein will, tut der Tochter nicht gut; ein Vater, der der Kumpel seines Sohnes ist, wird von diesem nicht ernst genommen, was beiden die Kraft nimmt. Insgeheim verachten die Kinder solche Eltern. Sie sehnen sich nach „richtigen" Eltern, zu denen sie aufschauen können. Warum auf-schauen? Weil die Eltern über den Kindern stehen, weil das Kind aus ihnen hervorgegangen ist. Das Gefälle zwischen Eltern und Kind existiert jenseits aller Konvention, es ist ein natürliches. Daher ist die Beziehung „in Ordnung", wenn die Kinder zu den Eltern aufschauen können.

Die Beziehung zwischen Mann und Frau ist eine andere. Sie ist eine Beziehung unter Gleichen. Beide sind allerdings nur gleich im Sinne von gleichrangig, ansonsten sind sie grundverschieden. So verschieden, dass sie einander noch nicht einmal verstehen. Die Verschiedenartigkeit ist die Grundlage der Beziehung. Beide ergänzen sich und können einander etwas geben, was der Einzelne nicht hat. Der Mann kann der Frau das Männliche geben und die Frau dem Mann das Weibliche. Damit ist die Voraussetzung für eine fruchtbare und beide bereichernde Beziehung gegeben, wenn beides geachtet wird: die Gleichrangigkeit ebenso wie die Verschiedenheit und Andersartigkeit.

Um Bert Hellingers Haltung zu Frauen gibt es heftige Diskussionen. Diese entzünden sich vor allem an zwei Dingen: Einmal daran, dass in Aufstellungen immer wieder der eher versteckte Anteil der Frau am Scheitern von Beziehungen, an männlicher Gewalt, Inzest oder anderen Zerrüttungsprozessen deutlich wird und Hellinger diese weibliche Beteiligung, die sich häufig hinter einer Opferrolle versteckt, klar benennt, und zweitens an einem provozierenden Satz, den er einmal in einer Aufstellung gesagt (und dann oft wiederholt) hat. Der Satz lautet: „Die Frau folgt dem Mann." Das ist allerdings nur der halbe Satz, seine Fortsetzung lautet: „... und der Mann muss dem Weiblichen dienen" – aber das haben die, denen der erste Satz gegen den Strich geht, meist geflissentlich überhört. Mit „folgen" ist auch nicht, wie gelegentlich unterstellt, „gehorchen" gemeint, sondern ein Mitgehen in die Kultur des Mannes, in seine Heimat oder sein Haus, mit seinem beruflichen Weg usw. Aber auch in diesem Sinne klingt der Satz natürlich sehr altväterlich (um es einmal freundlich zu formulieren). Aber dahinter steckt eine Beobachtung, die man in nahezu allen Aufstellungen machen kann – egal, wer die Aufstellung leitet, egal, aus welcher Schicht, welchem Milieu, welchem Land die Teilnehmer oder die Stellvertreter kommen. Die Beobachtung ist, dass sich der Mann an der ersten Position normalerweise am wohlsten fühlt und die Frau an der zweiten. Auch die Frau fühlt sich an der zweiten Stelle am wohlsten!

Die Person, die bei einer Aufstellung im Uhrzeigersinn an der ersten Stelle in einem System steht, ist die Person, die dieses System materiell trägt, es nach außen hin verteidigt und den materiellen Rahmen stellt. Zum materiellen Rahmen des Systems gehört klassischerweise die Verteidigung nach außen vor Gefahren und die Bereitstellung der Mittel, die das System braucht, um zu überleben.

Das ist die Position, die der Mann im Normalfall besser ausfüllt als die Frau. Das ist auch die Position, an der er sich stärker fühlt, mehr in seiner Kraft. Und es ist die Position, an dem die Frau ihn besser sieht und an der sie ihn eher achtet. Mit dieser Position geht auch die Verantwortung für diese Dinge einher. Wer für die Sicherheit des Systems steht, muss sehr verlässlich sein. Je verlässlicher diese Position besetzt ist – das gilt sowohl für die Familie als auch beispielsweise für eine Firma –, mit umso mehr Sicherheit können diejenigen, die dann im inneren Kreis dieser Familie sind und wirken, ihren jeweiligen Aufgaben nachgehen, umso weniger brauchen sie sich um diesem Punkt zu kümmern. Für den Mann, der an erster Stelle steht, bedeutet das natürlich, dass er sich nicht hinter der Frau verstecken kann.

Daraus ergibt sich ein Bild der Familie: Die Frau ist das Herz der Familie und füllt sie innerlich mit Leben, der Mann stellt die Sicherheit dar und führt die Familie nach außen. Das ist nicht meine oder Hellingers Idee, es ist kein Ideal. Ich bin zu diesem Bild durch das Familienstellen gekommen. Es ist abgeleitet aus den Beobachtungen, die wir in tausenden Fällen gemacht haben, daraus, dass sich beide, Mann und Frau, so am wohlsten und am stärksten fühlen. Es gibt zwar Ausnahmen, aber diese haben fast immer einen bestimmten Grund, wie zum Beispiel eine gesundheitliche Beeinträchtigung des Mannes oder sonst ein besonderes Schicksal bei ihm oder ihr. In über neunzig Prozent aller Fälle, die ich gesehen habe, fühlen sich Frauen auf der inneren Position wohl und in ihrer Kraft, ihrer weiblichen Kraft. Bei den Aufstellungen spielt es absolut keine Rolle, mit welchem Frauentyp man arbeitet, welche Einstellung die Klientinnen oder die Stellvertreterinnen zu diesen Dingen haben. Wenn sie als Stellvertreter in einer Aufstellung stehen, fühlen sie alle gleich.

Im praktischen Leben bedeutet das zum Beispiel, dass es in einer kulturell gemischten Partnerschaft besser ist, wenn die Frau dem Mann in dessen Kultur oder dessen Land folgt. Und dass sie zustimmt, dass die Kinder die Nationalität, die Religion, die Kultur des Vaters übernehmen. Wenn zum Beispiel eine Frau mit einem Moslem einen Sohn hat, muss sie zustimmen, dass der Sohn Moslem wird. Alles andere entwurzelt den Sohn und zerstört die Partnerschaft. Oder wenn ein Mann in die Firma oder den Bauernhof der Familie der Frau „einheiratet", geht das meist nicht gut. Oder wenn er seine Karriere zugunsten der Frau aufgibt, also ihr auf ihrem beruflichen Weg folgt. Er ist dann nicht in seiner Kraft, und sie achtet ihn nicht mehr.

Das hat also ganz praktische Folgen. Ich bin nicht dafür, das mechanisch anzuwenden, aber man muss sich dem stellen. Es heißt auch nicht, dass der Platz der Frau in der Küche ist. Aber wenn man diesen Satz von Bert Hellinger in der Tiefe versteht und anwendet, dann kommt man zu ganz anderen Lösungen und zu einem ganz anderen Miteinander, das auf den jeweiligen Stärken basiert und auf einer gegenseitigen Achtung, die nicht alles gleich macht, was nicht gleich ist. Und dann findet man auch Lösungen, die der gewandelten Rolle der Frau in der Gesellschaft Rechnung tragen, ohne dass Frauen vermännlicht und Männer verweiblicht werden.

Denn eines steht fest: „Eigentlich" wollen Frauen richtige Männer und Männer richtige Frauen. Die Kraft, die neues Leben hervorbringt, entsteht nämlich aus der Polarität des Männlichen und des Weiblichen, aus dem Unterschied und der Spannung, die in diesem Unterschied liegt.

Diese Spannung ist auf der anderen Seite aber auch das Problem vieler Partnerschaften. Sie auszuhalten oder gar fruchtbar werden zu lassen setzt eine große gegenseitige Achtung voraus. Diese Achtung ist der goldene Schlüssel für das Gelingen einer Paarbeziehung. Der Mann muss die Frau und das Weibliche achten, obwohl sie anders ist (anders fühlt, anders denkt, anders handelt) als er; und die Frau muss den Mann und das Männliche achten, obwohl er anders ist (anders fühlt, anders denkt, anders handelt) als sie. Ich habe dies ausführlich in meinem Buch *Wo die Liebe hinfällt* dargelegt (Nelles 2002b). Darüber hinaus muss der Mann auch die Herkunftsfamilie der Frau achten, obwohl sie anders ist und in ihr andere Werte gelten als in seiner eigenen Familie, und die Frau muss die Familie des Mannes achten. Wenn ein Partner die Familie des anderen herabsetzt, dann stellt er sich nämlich zwischen diesen und seine Eltern (oder Geschwister), und das führt beim Partner sofort zu eine inneren Solidarisierung mit der eigenen Herkunftsfamilie und somit zu einer Spaltung in der Partnerschaft. Diese Spaltung setzt sich dann in den Kindern fort, die ja beiden Familien gleichermaßen angehören. Diese Achtung des Anderen kann gelingen, wenn man sich selbst und das Eigene (das eigene Geschlecht, die eigene Herkunft) achtet und nimmt (das gilt, über die Paarbeziehung hinaus, auch für die Beziehung zwischen Nationen und Kulturen).

Sexualität und Bindung

Wenn ein Mann eine Frau nimmt, entsteht eine neue Bindung. Das hören manche nicht gern, aber es ist so: Leben entsteht aus Bindung, und Leben schafft wieder neue Bindungen. Wer dem entgehen will, nimmt nicht am Leben teil.

Es ist interessant zu sehen, dass die meisten Kursteilnehmer mit der Absicht kommen, ihre Herkunftsfamilie aufzustellen. Wenn ich dann sage: „Bei dir ist eher die Gegenwartsfamilie dran", schauen viele etwas betroffen. Dahinter steht oft ein einfaches Gefühl: In Bezug auf unsere Herkunftsfamilie fühlen wir uns unschuldig; wir können nichts dafür. Bei dem, was in unserer Gegenwartsfamilie, also in unseren Beziehungen zu Partnern und Kindern, schief läuft, liegt die eigene Verantwortung viel klarer auf der Hand. Man kann zwar auch hierfür die Eltern oder wer weiß wen verantwortlich machen – und es zeigt sich ja auch meistens, dass Schwierigkeiten in den Gegenwartsfamilien mit Verstrickungen in der Herkunftsfamilie zusammen hängen –, aber dennoch fühlt jeder, dass er hierbei mehr in die Pflicht genommen ist und mit den Folgen seines eigenen Handelns konfrontiert wird.

Dass unsere Handlungen Folgen haben, erscheint banal. Eigentlich ist es merkwürdig, dass man etwas so Selbstverständliches eigens betonen muss. Aber wir leben in einer Zeit, in der viele simple Wahrheiten vergessen werden, unter anderem auch diese. Da sind Menschen, die zwanzig oder dreißig Jahre als Single gelebt haben und sich mit fünfzig plötzlich nach einer festen Bindung sehnen, überrascht, wenn dies nicht klappt. Manche kommen zum Familienstellen und wollen in ihrer Herkunftsfamilie nach „Blockaden" suchen, aber meistens ist die „Blockade" nichts anderes als eine Folge ihres Handelns: Wer ein halbes Leben lang geglaubt hat, auf eine feste Partnerschaft verzichten zu können, und sich entweder mit vielen Partnern vergnügt oder sich, solange es keine Probleme gab, mit einem Partner eine gute Zeit gemacht und sich dann, wenn es schwierig wurde, getrennt und einen neuen genommen hat, oder wer sich erst gar nicht auf Beziehungen eingelassen hat, der kann das Ruder nicht einfach herumwerfen. Er kann es sicherlich versuchen, aber sein bisheriges Leben wird nicht ohne Folgen auf die Art und Tiefe der Bindung sein, die ihm noch möglich ist. Dies ist eine Feststellung jenseits moralischer Wertung – unser Handeln hat einfach Folgen: Was wir heute tun, wirkt auch in das Morgen hinein, und was wir gestern getan haben, bestimmt die Möglichkeiten mit, die wir heute haben.

Die moderne Illusion, den natürlichen Bindungen entgehen zu können, hängt auch mit den vielfältigen (technischen) Möglichkeiten zusammen, Folgen unserer Handlungen abzumildern, sie unsichtbar zu machen oder irgendwo anders neu anzufangen. Im Bereich der Beziehungen sind es vor allem die Möglichkeiten der Empfängnisverhütung und die inzwischen relativ gefahrlose Abtreibung, die die Sexualität aus ihren überkommenen Bindungen und Beschränkungen befreit haben und viele glauben lassen, sie seien auch in dieser Hinsicht keinen Bindungen mehr unterworfen. Die Frage, ob unsere Seele dies zulässt, ist lange Zeit nicht einmal in Erwägung gezogen worden. Das Familienstellen zeigt jedoch, dass wir dieser Frage nicht ausweichen können.

Dass Leben Bindung bedeutet, zeigt sich am deutlichsten, wenn man ein Kind bekommt. Ohne Fortpflanzung stirbt das Leben. Wer sich in den Dienst der Weitergabe (und damit Erhaltung) des Lebens nehmen lässt, stimmt, ob er es will oder nicht, auch der Bindung zu. Die Bindungskraft der Liebe ist ein Naturgesetz, dem wir nicht entgehen können.

Wer Kinder hat, weiß das. Sein Leben ist mit einem Mal ganz anders. Er kann nie mehr so leben, als hätte er kein Kind. Für Frauen ist dies gar keine Frage, aber auch Männer können der Bindung nicht entgehen. Manche versuchen dies. Ein Bekannter von mir hat einen Sohn von etwa zwanzig Jahren, mit dem er keinen Kontakt hat und der ihn nicht kennt. (Er selbst kennt den Sohn und hat ihn des Öfteren gesehen.) Irgendwann erzählte er mir davon, und es war klar, dass er ein schlechtes Gewissen hat. In einer Aufstellung, die er später machte, ging es seinem Stellvertreter sofort besser, als ich eine Person für den Sohn dazustellte und er sich ihm zuwandte. (Ich hatte dabei aber nicht gesagt, dass dieser Stellvertreter den Sohn repräsentierte, ich hatte einfach eine männliche Person dazugestellt; niemand außer mir wusste um die Existenz dieser Sohnes.) Mein Bekannter mag der Begegnung mit dem Sohn weiterhin aus dem Weg gehen, aber innerlich ist er umso mehr an ihn gebunden. Er weiß, dass er ein Kind hat, und dem kann er sich auf keine Weise entziehen. (Er versucht es, indem er sehr viel trinkt.) Und er ist nicht nur an den Sohn, sondern auch an dessen Mutter gebunden, auch wenn die Beziehung nur eine flüchtige war. Das Kind bezeugt die Bindung, es *ist* die Fleisch gewordene Bindung.

Ich spreche hier natürlich von einer bestimmten Form der Liebe, nämlich der sexuellen Liebe. Das, was bindet, ist nicht das Gefühl, sondern die Sexualität. Dies scheint mir übrigens einer der Gründe dafür zu sein, dass die meisten Religionen Sexualität wenn nicht verurteilen, so doch gering schätzen und zum Beispiel ihren Priestern verbieten oder für unvereinbar mit einer spirituellen Praxis ansehen. Sie wissen, dass Sexualität bindet, an die Menschen und ihr irdisches Leben. Und sie meinen, man wäre dem Himmel näher, wenn man der Erde entsagt. In gewisser Hinsicht haben sie Recht: Die sexuelle Liebe ist etwas durch und durch Irdisches. Wer sich ganz auf sie einlässt, bejaht die Erde. Ob dies weniger religiös oder weniger spirituell ist als das Streben nach dem Himmel, ob also der tiefere, religiös-spirituelle Sinn des Lebens darin besteht, sich seinem natürlichen Verlauf zu entziehen, erscheint mir allerdings mehr als fraglich. Diese Art von Religiosität erweist sich bei genauem Hinsehen als ziemlich hohl. Man mag auf ein sexuelles Leben verzichten, aber das ist dann kein höheres, kein spirituelleres, kein heiligeres Leben. Beim Familienstellen stellt sich bei allen Teilnehmern das Gefühl, etwas Heiligem beizuwohnen, gerade da ein, wo sich jemand ganz den Anforderungen und Bindungen des ganz gewöhnlichen Lebens anheim gibt.

Sich ganz auf die sexuelle Liebe einlassen heißt allerdings auch, sie mit ihren natürlichen Folgen zu nehmen, also mit der Bindung und mit Kindern – und nicht etwa nur alle Spielarten des Sex auszuprobieren. Denn eine Sexualität, die das Kinderkriegen nicht nur begrenzt, sondern grundsätzlich meidet oder ausschließt, ist eine kastrierte Sexualität. Ihr fehlt die Tiefe und die Kraft, und deswegen braucht sie besondere Reize und „Thrills", um diese Tiefe zu ersetzen.

Wenn ich an meine Eltern und deren Eltern und die weiteren Vorfahren denke, dann sehe ich, dass diese sich – notgedrungen – viel tiefer auf die Sexualität eingelassen haben als wir. Denn sexuelle Liebe bedeutete fast unweigerlich Kinder, und jede Geburt war eine Begegnung mit dem Tod. Für die Frauen war jede Geburt ein potentiell tödliches Risiko, und wenn sie selbst überlebten, starb oft das Kind. Und die Männer mussten immer fürchten, ihre Frau und die Mutter ihrer Kinder zu verlieren. Unter diesen Umständen stand der Tod immer neben dem Bett, wenn zwei sich liebten. Heute steht er ja, in Gestalt von AIDS, wieder mit im Raum, und ich habe den Verdacht, dass er sich nie ganz wegbekommen lässt, sondern durch irgendeine Hintertür wieder hereinschleicht, sobald man ihn vertrieben zu haben glaubt. Sex und Tod gehören zusammen wie Sex und Leben.

Heirat
Das Leben und die Liebe entstehen also aus einer Bindung und führen uns auch wieder in neue Bindungen. Die alten Bindungen wirken in diese neuen mit hinein, aber die neuen haben Vorrang. Das ist eine der „Ordnungen der Liebe", wie Hellinger das genannt hat. Sie steht im Dienste der Evolution, denn sie gewährleistet, dass das Leben weitergeht. Ohne den Vorrang des Neuen wäre dies nicht möglich. Deshalb

muss man die alte Familie verlassen, wenn man eine neue Bindung eingeht.

In diesem Zusammenhang ist mir der tiefere Sinn der alten Hochzeitsrituale durch das Familienstellen wieder zum Bewusstsein gekommen. Wenn zum Beispiel der Vater die Braut zum Bräutigam führt, heißt das: Er führt sie aus der Herkunftsfamilie hinaus in die neue Familie. Dadurch, dass er sie führt und übergibt, gibt er sie auch frei und erleichtert ihr so die Lösung. (Leider gibt es kein entsprechendes Ritual für die Mütter, die ihre Söhne übergeben; dieses Ritual wäre vielleicht noch notwendiger.) Noch wichtiger erscheint es mir, dass bei einer traditionellen Hochzeit die Verwandten des Paares die wichtigsten (oder gar einzigen) Gäste sind und nicht, wie heute üblich, die Freunde. Das macht nämlich für beide Brautleute sinnfällig, dass sie nicht nur *eine* Person mit in die Ehe nehmen, sondern deren ganze Herkunft (Familie), die sich dann in den eigenen Kindern fortsetzen wird. Mit dem Ja zum Partner sagt man auch immer zugleich ja zu dessen Herkunft – mit allem Schweren, das darin enthalten sein mag. Das macht die ganze Wucht und Tiefe des Vorgangs deutlich – wir heiraten nie nur die Person, sondern immer auch das, woher sie kommt und was sie, freiwillig oder nicht, mitbringt. Und gleichzeitig ist es ein Fest des Abschieds von der jeweiligen Herkunftsfamilie. Eine Hochzeit mit Freunden zu feiern ist dagegen ein flaches Vergnügen – Party statt Hoch-Zeit.

Innerhalb der neuen Familie gilt die Ordnung nach der Zeit. Das heißt erstens, dass die Paarbeziehung Vorrang hat vor der Beziehung zu den Kindern, denn sie war zuerst. Sie ist das Fundament, das die Familie trägt. In vielen Familien wird gegen diese Ordnung verstoßen – mit der Folge, dass die Beziehung allmählich stirbt und ein Kind die Rolle des Partners einnimmt. Besonders Mütter neigen dazu, sich nach der Geburt eines Kindes mehr dem Kind zuzuwenden als dem Mann, die Kinder kommen für sie zuerst, der Mann muss sich anstellen. Darunter leidet nicht nur die Beziehung, sondern auch das Kind, denn es kommt in eine Position, die ihm nicht zusteht und es überfordert, auch wenn sich manche Kinder in dieser Rolle toll fühlen. Wenn die Paarbeziehung funktioniert, sind Kinder entlastet – dann können sie ohne Stress spielen gehen und einfach Kind sein.

Das wäre also ein sehr wichtiger Ordnungsaspekt. Und wenn dann mehrere Kinder da sind, gilt unter denen ebenfalls die Ordnung nach der Zeit: Das erste kommt zuerst, dann das zweite usw. Wer später kommt, muss sich anstellen, dann gibt es keinen Stress – wie an der Bushaltestelle. Wenn sich einer vordrängt, gibt es Unruhe und Ärger. Wenn also die Mutter sich dem Jüngsten mit besonderer Fürsorge zuwendet – was normal ist –, muss sie gleichzeitig den Rang des Ältesten innerlich und in ihrem Verhalten achten, sonst wird dieser Ärger machen und sich an seinem jüngeren Geschwister rächen. Viele Geschwisterkonflikte haben damit zu tun, dass diese Ordnung gestört ist. Die Lösung ist hier leicht: Man achtet einfach die zeitliche Reihenfolge.

Aber Bindung entsteht nicht nur über die klassische Familienform. Wer meint, ihr entgehen zu können, indem er nicht heiratet, sondern in einer offenen Partnerschaft lebt, liegt daneben. Genauer gesagt liegt er *dazwischen*. Denn er ist genauso gebunden wie derjenige, der heiratet, aber da er die volle Zustimmung zu Bindung und Partnerschaft zurückhält, ist es sozusagen eine Partnerschaft in der Schwebe, die auf die Dauer für alle Beteiligten viel belastender ist als eine gewöhnliche Ehe. Es ist ein Jein, ein „schau'n wir mal", eine Probezeit ohne Ende. Man bleibt auf der Schwelle stehen, anstatt den Schritt ins Haus zu machen. Die Beziehung hält dies nur schwer aus, aber der Bindung entgeht man trotzdem nicht.

Abtreibung

Der Bindung entgeht man auch nicht, wenn man glaubt, die Folgen der Sexualität ignorieren zu können. Ich denke nicht (und habe bei den Aufstellungen auch keine Hinweise darauf entdeckt), dass jede sexuelle Beziehung automatisch eine Bindung bedeutet. Wenn jemand sehr viele wechselnde sexuelle Beziehungen hat, scheint mir dies aber durchaus zu binden – zwar nicht unbedingt an die einzelnen Partner, sondern in der Weise, dass dies die Bindungstiefe abschwächt. Er oder sie wird bindungsunfähig, und das ist auch eine Art Bindung. Das merken viele dann, wenn sie irgendwann doch eine feste Partnerschaft wünschen und es nicht klappt. Was aber auf jeden Fall bindet, ist die Zeugung eines Kindes.

Ich erinnere mich an eine Frau, deren Problem darin bestand, dass ihre Beziehungen immer wieder zerbrachen. Sie wollte gerne eine dauerhafte Beziehung. Als ich sie nach ihren früheren Beziehungen fragte, kam heraus, dass sie fünf- oder sechsmal abgetrieben hatte. Ich habe dann die abgetriebenen Kinder aufgestellt und dahinter die Väter dieser Kinder. Die Frau habe ich dann davor gestellt, ohne etwas zu sagen. Sie hat die Hände vors Gesicht geschlagen und ist weinend in die Knie gesunken. Lange Zeit war sie nicht in der Lage, auf die Kinder und die Männer zu schauen. Zum ersten Mal wurde ihr bewusst, was sie getan hatte, und sie wurde von Schuldgefühlen überwältigt, die sie lange verdrängt hatte. Anstatt darauf einzugehen, habe ich ihr geholfen, alle anzuschauen. Nur anzuschauen, mehr nicht. Nach langer Zeit wurde sie ruhig, ernst und gesammelt. Jetzt war sie in Kontakt mit der Wirklichkeit gekommen.

Diese Wirklichkeit hatte aber auch schon vorher in ihr gewirkt, allerdings auf eine negative Weise. Ihre Seele wusste um die Bindung, derer sie sich durch die Abtreibungen zu entledigen versucht hatte, und sie wusste auch um die Schuld. Man kann dem nicht entgehen. Es wirkt sich dann zum Beispiel so aus, dass man nicht mehr in der Lage ist, eine feste

Beziehung einzugehen. Die eigene Seele lässt dies nicht zu, sie macht einen Strich durch die Rechnung. Da Abtreibung heute in sehr vielen Familien vorkommt und immer wieder ein beherrschendes Thema in Aufstellungen ist, möchte ich hierauf noch etwas näher eingehen. Ich diskutiere sie nicht als ethische oder moralische Frage, sondern schlage vor, nur auf den Vorgang zu schauen.

Der Vorgang bei einer Abtreibung ist, dass das Paar nicht bereit ist, die Folgen seines Handelns zu tragen. Diese Folgen bestehen darin, dass ein Kind im Entstehen ist. Dieses wollen sie nicht nehmen, dieses Ergebnis ihres Tuns wollen sie loswerden. Also opfern sie das Leben des werdenden Kindes für das, was sie für ihre Freiheit halten. Das ist der Vorgang, unabhängig davon, ob sie sich die Entscheidung schwer machen oder nicht, ob ihre subjektive Lage schwierig ist oder nicht, ob sie jung sind, allein, arm oder reich.

Es ist wichtig, das zunächst einmal ganz nüchtern zu sehen. Fast alle Frauen, die abgetrieben haben, empfinden Schuld, und die meisten versuchen, sich dieser Schuld zu entledigen, indem sie Ent-schuldigungen vorbringen: Sie waren zu jung oder zu alt, hatten schon zu viele Kinder oder wollten gerade Examen machen, sind vom Mann mit dem Kind allein gelassen worden, oder die Ehe funktionierte nicht mehr, sie hatten nur eine flüchtige Beziehung und wollten von dem Mann kein Kind, sie waren verheiratet und es war ein „Ausrutscher" bei einem Seitensprung, was auch immer. In all diesen Rechtfertigungen, die in vielen Fällen einen durchaus ernsten Hintergrund haben und denen oft schwere Gewissenskonflikte vorausgingen und folgten, erscheint die Frau als das Opfer. Dies heißt jedoch, die Wirklichkeit auf den Kopf zu stellen, und bedeutet eine Verhöhnung des tatsächlichen Opfers. Geopfert wird das Kind! Die Gründe mögen gut oder schlecht sein, schwerwiegend oder oberflächlich – es ändert nichts an der Tatsache. (Ich spreche hier über die Frauen, weil diesen das Thema Abtreibung meistens viel näher geht als den Männern. Diese sind jedoch genauso beteiligt, und grundsätzlich gilt für sie das Gleiche).

In den Familienaufstellungen kann man sehen, wer das wirkliche Opfer ist. Darüber hinaus wird vollkommen klar, dass alle vorgebrachten Gründe weder der Frau (den Eltern) das Schuldgefühl nehmen noch das Kind befrieden. Im Gegenteil: Mit jeder Begründung, die vorgebracht wird, wird das Kind noch einmal abgetrieben. Die Personen, die als Stellvertreter für ein abgetriebenes Kind aufgestellt werden, empfinden alle gleich, egal, ob sie Mann oder Frau sind, ob sie fromme Christen, Atheisten oder Feministinnen sind, ob sie selbst abgetrieben haben oder nicht. Sowohl in der Rolle der Eltern als auch in der Rolle des abgetriebenen Kindes fühlen sie sich schlecht, solange die Schuld nicht anerkannt ist und das *Kind* nicht gesehen und geliebt ist. Die Lösung ist immer die Anerkennung der Wirklichkeit, die sich etwa ausdrückt in dem Satz: „Ich habe dich geopfert." Wenn er nicht nur so dahingesagt, sondern auch gefühlt wird, geht er augenblicklich mit einem tiefen Gefühl des Bedauerns einher, mit einem tiefen Schmerz. Und es ist dann der Schmerz um das Kind, nicht der um sich selbst. Man kann dann noch sagen: „Es tut mir leid" und, als Wichtigstes: „Du hast jetzt einen Platz in meinem Herzen". Mehr aber nicht. Man muss anerkennen, dass es nicht mehr rückgängig zu machen ist und dass die Schuld bleibt. Man muss auf jede Begründung und jeden Versuch, sich zu ent-schuldigen, verzichten – dann trifft einen die Wirklichkeit mit voller Wucht. Und dann ist das Kind in Frieden, und man selbst kommt auch in Frieden – ich habe noch keine Ausnahme erlebt.

Der Frieden kommt aus dem Anerkennen der Wirklichkeit, wozu auch unser Schuldig-Werden gehört. Wer seine Schuld nimmt – demütig, nicht hochmütig –, der kommt in Einklang mit dem ganz gewöhnlichen Leben und mit der Erde, die uns hervorgebracht hat und an die wir – als Menschen – gebunden sind. Über die klaglose Anerkennung ihrer Schuld und das liebende Herz bleiben die Eltern einem abgetriebenen Kind verbunden. Gleichzeitig können sie das Kind dann lassen – als ein Kind, das aufgrund ihres Eingriffs nicht geboren wurde. Dann sind beide frei, das Kind wie die Eltern.

Es gibt aber noch eine Bindung dabei, nämlich die zwischen dem Mann und der Frau, die das Kind gezeugt haben. Die Abtreibung dient ja auch oft dazu, diese Verbindung auszulöschen – als könnte man sie ungeschehen machen. Sie ist aber geschehen, und es gibt kein „Schwamm drüber". In einem Kind werden auch immer der Mann und die Frau aneinander gebunden, die das Kind gezeugt haben. Die Frucht ist die Fleischwerdung ihres Aktes, in dem Kind haben sich Samen und Eizelle und also auch Mann und Frau vereinigt und vereint weitergegeben. Kein Eingriff kann dies rückgängig machen, und erst recht kein Argument. Auch das nicht, dass man dies nicht gewollt hat, ja selbst das nicht, dass der Mann die Frau gezwungen hat. Die Bindung ist da, man kann sie sehen. Dieser Mann gehört fortan zur Familie der Frau, und diese Frau zur Familie des Mannes.

Trennung und gemischte Familien

Wer heute über Partnerschaft, Ehe und Familie redet, darf über Scheidung und Trennung nicht schweigen. Das Idealbild, dass Mann und Frau sich finden, heiraten, Kinder bekommen und miteinander alt werden, findet sich in der heutigen Wirklichkeit eher selten. Sei es, dass Ehen geschieden wurden, sei es, dass schwere Schicksalsschläge Familien auseinander gerissen haben, oder sei es, dass der Mann und / oder die Frau vor der Ehe (oder einer eheähnlichen Partnerschaft) feste Bindungen hatten, die getrennt wurden: Trennung spielt in der großen Mehrzahl der Familien eine wichtige Rolle. Dabei rede ich nur von faktischen Trennungen, nicht von den Beziehungen, die äußerlich noch existieren, aber innerlich längst getrennt sind.

Ehe und Paarbeziehung sind in einem historischen Übergang, wobei völlig offen ist, wohin dieser Übergang führt. Bis in die sechziger und siebziger Jahre hinein waren sie weitestgehend auf sozialen und/oder wirtschaftlichen Zwang gegründet, und in vielen Gesellschaften sind sie dies noch heute. Ehen wurden arrangiert, ihre Grundlage war nicht die Liebe oder die gegenseitige Zuneigung, sondern die wirtschaftliche Notwendigkeit oder Zweckmäßigkeit, und geschiedene Frauen waren geächtet. Beides hat sich in den entwickelten Gesellschaften (und auch in den modernen Mittelschichten weniger entwickelter Gesellschaften) grundlegend geändert. Die Frauen sind sowohl ökonomisch als auch sozial nicht mehr auf den Mann und die Ehe angewiesen. Damit bleibt, zumindest tendenziell, die gegenseitige Zuneigung und die seelische Bindung die einzige Basis für eine Paarbeziehung. Wie tragfähig und dauerhaft diese sind, muss sich erst noch erweisen, aber es ist jetzt schon klar, dass sie nicht die (äußere) Stabilität haben wie der Zwang, der Ehe und Familie früher zusammenhielt.

Auch das Familienstellen ist kein Ehe-Reparaturbetrieb. Es kann die Ordnungen aufzeigen, die in Beziehungen wirken, die Verstrickungen und mögliche Lösungen. Aber diese Lösung kann durchaus auch eine Trennung sein.

Das Erste, was hier wichtig ist, ist die Tatsache, dass Trennung immer eine schmerzhafte Erfahrung ist. Dies muss man anerkennen, und man muss bereit sein, diesen Schmerz ganz zu fühlen. Sonst bleibt er in einem stecken und hält einen davon ab, spätere Beziehungen ganz zu nehmen. Ganz abgesehen von den praktischen Folgen: Bei jeder Scheidung stirbt etwas – der Traum eines gemeinsamen Lebens. Das tut weh, und man muss dem Schmerz und der Trauer Raum geben.

Dabei ist es oft so, dass die Beziehungen aufgrund von unbewussten Verstrickungen auseinander gehen und nicht, weil einer der beiden schuld ist. Manchmal ist auch Schuld im

Vordergrund und eine Verstrickung im Hintergrund. In den meisten Fällen verdeckt die Suche nach der Schuld oder der gegenseitige Vorwurf jedoch die Trauer und den Schmerz. Dabei ist es hilfreich, auf den Anfang und die guten Zeiten einer Beziehung zu schauen und dann zu sehen, dass sie leider nicht angehalten haben. Dies kann dazu beitragen, sich innerlich mit allem Gewesenen zu versöhnen. Manchmal reicht zur Lösung schon ein einziges Wort: „Schade." Manchmal ist es auch wichtig, dass beide sehen, dass sie einander wehgetan haben, und dass beide ihren Teil der Verantwortung dafür übernehmen. Aber was auch immer passiert ist: Diese Beziehung ist Teil des Lebens und will als solcher gesehen und bejaht werden.

Das Zweite ist, dass die Bindung durch die Trennung nicht aufgehoben wird. Sie besteht fort, wenn auch in anderer Form. Wer sich also von einem Partner trennt, bleibt weiter an ihn gebunden. Nur wenn er dies anerkennt – indem er etwa sagt: „Du bist meine erste Frau, und auch wenn wir getrennt sind, bleibst du meine erste Frau und behältst einen Platz in meinem Herzen" – ist er frei, sich einer neuen Partnerin ganz zuzuwenden. Für diese Partnerin wäre es dann wichtig, dass sie ebenfalls die Dinge anerkennt, wie sie sind, nämlich dass sie die zweite Frau ist und den Mann auf Kosten der ersten bekommen hat. Ein entsprechender Satz wäre: „Ich achte dich als seine erste Frau." Dies gilt auch dann, wenn die Trennung nicht durch Scheidung, sondern durch Tod erfolgte oder die beiden nicht verheiratet waren. Das Übersehen und Übergehen früherer Partner ist ein sehr häufiger Grund für das Scheitern einer Partnerschaft.

Es ist selbstverständlich, dass diese Sätze im Herzen gefühlt werden müssen und nicht einfach als Formeln benutzt werden können. Wenn zum Beispiel ein späterer Partner einen früheren aktiv verdrängt hat, wird ihm ein solcher Satz nicht möglich sein: Er wäre Heuchelei. Tatsächlich fühlen sich solche späteren Partner gegenüber denen, die sie verdrängt haben, innerlich schuldig, und trauen sich in der Folge nicht, ihren „Sieg" ganz auszukosten, das heißt dem Partner ganz Mann oder Frau zu sein.

Es kommt häufig vor, dass frühere Partnerschaften abgewertet oder als eine Art Betriebsunfall behandelt werden: „Wir waren noch ganz jung damals", „Das war nur eine Jugendliebe", „Es war halt nicht der Richtige, wir haben uns gleich nach der Hochzeit wieder scheiden lassen" sind solche Abwertungen. Wenn sie vorgebracht werden, wenn ich nach früheren Partnerschaften frage, würde ich fast immer darauf wetten, dass diese Partnerschaften ganz wichtig sind und in die spätere Beziehung hineinstrahlen.

Zum Beispiel stellte eine junge Frau mit zwei Kindern ihr Gegenwartssystem auf, weil sie sich von ihrem Mann nicht ernst genommen fühlte. Es wurde sofort deutlich, dass *beide* sich und ihre Beziehung nicht ernst nahmen. Es sah aus wie ein nettes, neckisches, unverbindliches Spiel, nicht wie eine erwachsene Beziehung. Auf meine Frage nach wichtigen Fakten war die Frau zunächst ratlos, bis ihr dann auf meine gezielte Frage hin einfiel: „Ach ja, ich war schon mal verheiratet. Aber das war nichts Richtiges, mehr eine Schwärmerei, wir haben uns quasi am Hochzeitstag schon wieder scheiden lassen." Ich habe den ersten Mann dazu gestellt, und es ergaben sich zwei wichtige Bewegungen: Erstens wurden auf einen Schlag alle ernst, und zweitens wandte die Stellvertreterin der Frau sich liebend dem ersten Mann zu. Dann kam heraus, dass diese Beziehung alles andere als ein flüchtiger Irrtum war, sondern fast tragisch – eine Liebe, die aufgrund unglücklicher Verstrickungen nicht gelingen konnte –, und dass es immer noch eine Verbindung gab. Da sie und ihr Mann sich aber verhielten, als sei das alles gar nicht wichtig, hatte die Bindung zu dem ersten Mann im Unterbewusstsein umso mehr Gewicht. Die Stellvertreterin der Frau berichtete später, sie habe sich durchaus vorstellen können, ganz zu ihrem zweiten Mann zu gehen, aber nur, wenn die erste Bindung voll gewürdigt sei.

„The first cut is the deepest" hat Rod Stewart in den Siebzigern getextet und gesungen. Sehr tief ist er in jedem Fall – die erste Bindung ist immer die wichtigste. Erst wenn das gesehen und geachtet ist, können spätere Beziehungen gelingen.

Wenn Kinder da sind, gilt der gleiche Grundsatz: Die grundlegenden Verhältnisse müssen so gesehen und geachtet werden, wie sie sind. Die grundlegenden Verhältnisse sind, dass die Kinder zu *beiden* Eltern gehören. Wenn die Eltern getrennt sind, kann dies natürlich nur innerlich gelten, da sie nur bei einem Elternteil leben können. Aber sowohl dieser Elternteil als auch dessen späterer Partner muss achten, dass, zum Beispiel, der leibliche Vater der Vater ist und bleibt. Der spätere Partner darf sich nie an die Elternstelle setzen. Ich möchte dies an einem Beispiel illustrieren.

Eine Frau kam mit ihrer fünfzehnjährigen Tochter zur Aufstellung, weil diese selbstmordgefährdet sei und zwischen ihr und ihrer drei Jahre jüngeren Schwester eine unerträgliche Hassbeziehung herrsche. Auf Nachfragen teilte die Mutter mit, dass die erste Tochter von ihrem Mann adoptiert sei. Die Kinder waren also Halbgeschwister.

Bei der Aufstellung ging es allen Beteiligten sofort besser, als ich – neben der Frau, ihrem Mann und den beiden Kindern – den leiblichen Vater der ersten Tochter hinzustellte. Er schaute freundlich auf sein Kind, und dessen Stellvertreterin zog es sofort zu ihm hin. Sie umarmten sich innig und standen glücklich nebeneinander. Auch dem Adoptivvater ging es besser. Zwischen der Frau und dem ersten Mann war jedoch noch eine gewisse Spannung, und es kam heraus, dass er von dem Kind überhaupt nichts wusste. Die Frau hatte ihm nicht gesagt, dass sie ein Kind von ihm bekam. Ihr späterer Mann hatte dann das Kind in guter Absicht wie sein eigenes genommen und es, um dies auch rechtlich zu untermauern, adoptiert. Ihm war nicht bewusst gewesen, dass er sich damit an die Stelle des wirklichen Vaters setzte und diesem etwas wegnahm. Er konnte dies aber in der Aufstellung gut nachvollziehen und fühlen, und indem er und seine Frau dem ersten Mann den Platz gaben, der ihm tatsächlich zustand (das bedeutete auch: ihm die Tochter überließen), ging es allen Beteiligten gut.

Das heißt, es ging den *Stellvertretern* gut. Die Mutter selbst hatte schwer daran zu schlucken, und die Tochter lief schreiend aus dem Raum, als ich der Mutter sagte, sie und ihr Mann müssten die Adoption rückgängig machen. Sie kam nach einer Weile zwar wieder zurück, blieb mir aber für den Rest des Seminars böse. Ich habe dann nichts mehr gemacht. Ein halbes Jahr darauf kam jedoch der Mann der Frau, der das Kind adoptiert hatte, zu einem Kurs. Da hatte ich die Aufstellung längst vergessen. Er berichtete von Problemen mit seiner Adoptivtochter, und ich ließ ihn das System aufstellen. Erst während der Aufstellung fiel mir dann scheibchenweise die erste Aufstellung wieder ein – die Bewegungen der Stellvertreter waren nämlich genau die gleichen, und das brachte, zusammen mit seinen Erläuterungen, die Erinnerung wieder hoch. Der Mann berichtete dann auch, dass seine Adoptivtochter noch immer sehr schwierig sei, sich aber eine leichte Verbesserung seit ihrer damaligen Aufstellung eingestellt habe. Inzwischen hat mir seine Frau in einem Brief mitgeteilt, dass die Tochter sich langsam ihrem leiblichen Vater nähert.

Wenn man diese Grundsätze beachtet und sich nicht über die tatsächlichen Gegebenheiten hinwegsetzt, ist die Situation in gemischten Familien, also Familien mit Kindern von mehreren Eltern, zwar nicht einfach, aber doch entwirrt und entstrickt, weil jeder seinen richtigen Platz hat. Denn wie bei allen Verstrickungen ist es auch hier das Anerkennen der Wirklichkeit, was ordnet und löst.

KAPITEL 4

Wirkungen des Familienstellens

Was es ist

Es ist Unsinn
Sagt die Vernunft
Es ist was es ist
Sagt die Liebe

Es ist Unglück
Sagt die Berechnung
Es ist nichts als Schmerz
Sagt die Angst
Es ist aussichtslos
Sagt die Einsicht
Es ist was es ist
Sagt die Liebe

Es ist lächerlich
Sagt der Stolz
Es ist leichtsinnig
Sagt die Vorsicht
Es ist unmöglich
Sagt die Erfahrung
Es ist was es ist
Sagt die Liebe

Aus: Erich Fried, Es ist was es ist. © 1983, NA 1994, Verlag Klaus Wagenbach, Berlin

Wundersames

Die Karte kam kurz vor Weihnachten, vielleicht ein drei viertel Jahr nach einer Aufstellung: „Hier kommen ein paar herzliche Weihnachtsgrüße von zwei Hellingerianern, an die du dich womöglich schon gar nicht mehr erinnerst?! Kleiner Tipp: Es war in Darmstadt und wir waren das Pärchen, das absolut keine Kinder kriegen sollte, obwohl wir uns das doch so sehr wünschten. Damals haben wir versprochen, uns zu melden, falls es doch noch was wird mit dem Nachwuchs. Und dies geschieht hiermit! Wir sind richtig schwanger und sehr glücklich ..."

Es scheint ein Weihnachtsphänomen zu sein, denn in der darauf folgenden Weihnachtszeit bekam ich einen Anruf von einer Frau, die mit ihrem Mann im Sommer zuvor zum selben Thema aufgestellt hatte und jetzt, nach jahrelangen vergeblichen Untersuchungen und Bemühungen, endlich schwanger geworden war. Wunderheilung? Es scheint mir in der Tat oft wie ein Wunder, wenn ich solche Rückmeldungen bekomme. Und ich bekomme sie immer wieder, obwohl ich nicht danach frage. So habe ich kürzlich erfahren, dass eine Frau, die seit vielen Jahren als Yogalehrerin von der Hand in den Mund lebte und sich einfach nicht gönnte, erfolgreich zu sein, nach einer Fortbildung im Familienstellen endlich den lange ersehnten beruflichen Durchbruch hatte. Nicht als Aufstellerin, sondern als Lachtrainerin – sie bietet Entspannungskurse an, in denen die Teilnehmer einen oder zwei Tage lang lachen, und die Nachfrage ist enorm. Entscheidend war, wie sie meint, dass sie durch die Aufstellungsarbeit ihre innere Opferhaltung überwunden habe und sich traue, am Leben und seinen Früchten ganz teilzuhaben.

Noch merkwürdiger ist es, dass sich solche Wirkungen manchmal auch bei Familienmitgliedern einstellen, die im Kurs nicht dabei waren. Bei Essstörungen zum Beispiel (Bulimie, Magersucht) kenne ich mehrere Fälle, wo die Krankheit aufhörte, nachdem die Mutter in einer Aufstellung war. In einem Fall war es sogar so, dass die Mutter die Krankheit ihrer Tochter zuerst gar nicht erwähnt hatte. Sie (die Mutter) war in der Gruppe, um den Konflikt mit ihrem Vater zu lösen, bei dem es um Inzest ging. Nachdem sie diesen Konflikt aufgestellt und gut gelöst hatte, machte eine andere Teilnehmerin, die an Bulimie litt, eine Aufstellung. Die Dynamik bei Bulimie ist nach Hellinger, dass die Mutter der Tochter signalisiert, dass der Vater nicht gut für das Kind ist, dass es vom Vater nicht nehmen darf. Da das Kind aber beiden Eltern innerlich treu sein will, nimmt es (d. h. es isst) heimlich und zwanghaft (aus Treue zum Vater) und gibt es (es erbricht) ebenso zwanghaft wieder ab (aus Treue zur Mutter). Auf diese Weise löst das Kind den Konflikt für sich auf, beiden Eltern treu zu bleiben.

Die Lösung (auf Seiten der Mutter) ist, dass die Mutter ihren Mann achtet und der Tochter (innerlich und aufrichtig) sagt: „Du darfst vom Papa nehmen, er ist für dich genauso gut wie ich." (Tut sie dies nicht, muss die Tochter allein zum Vater gehen und dies der Mutter zumuten.) Meiner Teilnehmerin wurde schlagartig klar, dass auch sie ihrer Tochter die heimliche Botschaft mitgab, dass sie vom Vater nicht nehmen dürfe, dass von ihm nichts Gutes für die Tochter komme. Sie erkannte, dass sie unbewusst ihre eigene Missbrauchsgeschichte auf den Ehemann und die Tochter projizierte, und es tat ihr sofort sehr Leid, weil sie jetzt sah, dass sie ihrem Mann damit sehr unrecht tat. Sie hat mir dies nur berichtet, mehr haben wir nicht gemacht. Zwei Wochen später rief sie mich an und teilte mir mit, dass ihre Tochter seit dem Tag der Aufstellung nicht mehr erbrochen habe – nach sieben Jahren Bulimie und endlosen Therapieodysseen, darunter einem sechswöchigen Klinikaufenthalt, was alles nicht geholfen hatte. Bei ihrer Heimkehr von der Gruppe habe die Tochter mit dem Vater in der Küche gesessen, und beide hätten Joghurt gegessen, das habe es noch nie gegeben.

Inzwischen sind fünf Jahre vergangen, und die Tochter ist eine gesunde junge Frau.

Es gibt viele solcher Geschichten, sie füllen allein bei mir einen ganzen Ordner. Einiges lässt sich einigermaßen verstehen, anderes grenzt an Wunder. Wir wissen noch recht wenig über die genauen systemischen Zusammenhänge, aber bei einigen Symptomkomplexen sind sie recht offenkundig. Doch auch in diesen Fällen können wir die Heilung oder Lösung nicht „machen", sie folgt keiner therapeutisch anwendbaren Mechanik. Das Wundersame betrifft nicht nur solche fast märchenhaft anmutenden Berichte wie die geschilderten, sondern auch die ganz normale Wirkung, die meist viel unspektakulärer daherkommt. Dieser Tage habe ich zum Beispiel die folgende Zuschrift bekommen:
„Nun ist es fast ein Jahr her, dass ich unter deiner Leitung eine Familienaufstellung mitgemacht habe. Ich bin damals mit dem Satz: „Ich habe den Eindruck, gut zu funktionieren, aber ich lebe nicht. Das Leben läuft an mir vorbei" zu dir gekommen. In der ersten Zeit nach der Aufstellung funktionierte tatsächlich nicht mehr viel. An meinem Leben hat sich äußerlich nichts geändert. Aber mein Pflichtbewusstsein hat sich verwandelt. Heute erledige ich meine Arbeit mit viel Freude. Egal, was ich tue, sei es waschen, bügeln, putzen, den Kindern helfen ..., ich ertappe mich oft, dass ich dabei ein tiefes Glücksgefühl empfinde. Ich weiß, dass mein Platz hier ist, wo ich lebe. In meiner Familie kann ich mich leben.

Auch in der Partnerbeziehung haben sich die „ehelichen Pflichten" verwandelt und die Beziehung zwischen meinem Mann und mir hat einen anderen Platz eingenommen. Es ist so vieles einfach geschehen und geschieht noch immer ..."

Ist das nicht ein Wunder? Ich frage nie nach, wie eine Aufstellung gewirkt hat, aber umso mehr berühren mich solche Berichte. Ich erlebe die Wirkung von Aufstellungen generell als Wunder. Egal, was wir über einzelne Verstrickungen und die Zusammenhänge von familiärer Verstrickung mit Krankheit oder Beziehung oder beruflichem Erfolg oder Misserfolg noch alles herausfinden werden: Die Wirkung *ist* ein Wunder!

Die Aufstellungen lehren einen etwas, was wir in unserer durchrationalisierten Welt weitestgehend verlernt und vergessen haben: das Staunen. Staunen ist immer mit dem Geheimnis, dem Unbekannten verbunden, und es schwingt ein Element von Ehrfurcht darin mit. Es konkurriert – auch unter den professionellen Familienstellern – mit dem Bedürfnis, möglichst alles aufzudecken, um es sich zunutze zu machen. Und Wunder, so meinen wir, gibt es doch nicht, oder? Höchstens *noch* nicht entdeckte Zusammenhänge, die wir möglichst schnell erklären müssen. Oder *darf* es keine geben, weil dies unser Weltbild zu sehr erschüttern würde?

Und was wäre, wenn es nicht nur das Bekannte und das noch nicht Bekannte (aber grundsätzlich Erkennbare), sondern auch noch ein *Unerkennbares* gäbe? Ein Mysterium, das uns manchmal, ohne dass wir dies erzwingen können, einen Einblick gewährt und sich dann sofort wieder entzieht? Ein Geheimnis, dem wir uns nicht anders als in Ehrfurcht nähern können? Wie wäre es, anders gefragt, wenn wir das, was wir beim Familienstellen erleben, als Anlass nehmen, wieder staunen zu lernen? Das, was uns gezeigt und gegeben wird, nehmen – aber wissend und anerkennend, dass es uns *gegeben* wurde, und dass es, so viel es auch immer sein mag, nur ein winziger Teil des Ganzen ist?!

Konkrete Lösungen für konkrete Probleme

Ich halte dieses Staunen für wichtig. Es bringt uns mit der Tatsache in Kontakt, dass wir über die tiefen Dinge des Lebens so gut wie nichts wissen – und vielleicht nie wissen werden. Ebenso wichtig ist jedoch auch der nüchterne Blick und das Interesse an ganz schlichten Lösungen für ganz alltägliche Probleme. Was können wir auf dieser Ebene zu den

Wirkungen des Familienstellens sagen? Wie wirkt eine Familienaufstellung? Die Frage enthält zwei Elemente:

Wie sind die Ergebnisse, kommt etwas dabei heraus, geht es den Betroffenen hinterher besser bzw. ist ihr Problem gelöst?

Auf welche Weise wirkt sie, was ist der Wirkmechanismus, was ist dabei zu beachten, zu tun oder zu lassen?

Die erste Frage ist für den Betroffenen, der an einer konkreten Sache leidet und Hilfe sucht, natürlich die wichtigste. Sie ist allerdings nicht so leicht zu beantworten, wenn man es ganz genau wissen will. Eine exakte Wirkungsforschung im psychologischen Bereich ist kaum möglich, denn jeder Mensch ist ständig einer Vielzahl von Einflüssen ausgesetzt, und man kann nie genau sagen, ob eine Veränderung die Folge einer bestimmten Intervention ist. Das betrifft alle Therapien, und alle wissenschaftlichen Wirkungsstudien sind methodisch angreifbar. Zum Familienstellen gibt es neben einer Vielzahl unsystematischer Fallberichte bisher eine wissenschaftliche Wirkungsstudie. Gert Höppner hat im Rahmen seiner Dissertation Aufstellungen mit 86 Teilnehmern untersucht und deren Wirkung nach vier Monaten gemessen (Höppner 2001). Die Ergebnisse sind durchweg positiv. So sagten 85,19 Prozent der Teilnehmer, sie hätten die Aufstellungsbilder als stimmig erlebt, 72,84 Prozent sagten, die Aufstellung habe ihnen Kraft gegeben, 80,25 Prozent, sie habe klärend gewirkt, und insgesamt etwa die Hälfte berichtete über positive Veränderungen in der Familie. Diese wissenschaftlich sehr sorgfältige Studie stützt in jeder Hinsicht die vielen positiven Fallgeschichten und persönlichen Rückmeldungen, die in der Literatur von Bert Hellinger und anderen Aufstellern berichtet werden, und entkräftet auch die meisten Behauptungen der Kritiker des Familienstellens (die die Studie denn auch verschweigen).[*]

Der nach wie vor überzeugendste Beleg einer guten Wirkung des Familienstellens ist für mich die Art und Weise, wie sich diese Arbeit verbreitet hat. Ich selbst zum Beispiel habe, als ich 1996 mit dem Familienstellen anfing, einen Kurs gegeben, der von Freunden organisiert war, die wiederum Freunde eingeladen hatten. Dieser Kurs, an dem fünfzehn Leute teilnahmen, war kostenlos, da ich die Arbeit, die – mit einer Ausnahme – allen Teilnehmern unbekannt war, vorstellen wollte. Aus diesem einen Kurs ist fast meine gesamte Arbeit hervorgegangen, aus diesen fünfzehn Teilnehmern sind innerhalb von wenigen Jahren über tausend geworden, ohne dass ich dafür Werbung gemacht hätte. Es lief alles über Weitersagen, über persönliche Empfehlung. Und zwar nicht in der so genannten Therapieszene, sondern quer durch alle sozialen und Altersschichten. Da sitzen Professoren neben Bauern und Metzgern, Ärztinnen zwischen Hausfrauen und Sekretärinnen, Arbeitslose und Öko-Freaks zwischen Managern, Rentner und Omas zwischen Jugendlichen. Viele haben noch nie mit einem Psychologen oder Therapeuten geredet. Und es kommen Mütter mit ihren Kindern oder Söhne mit ihren Vätern. Wenn jemand, der an einem Aufstellungskurs teilgenommen hat, danach seinen Partner, seine Geschwister, seine Eltern oder gar seine Kinder zu mir schickt, ist dies der überwältigendste Vertrauensbeweis für mich und die gute Wirkung der Arbeit, den ich mir vorstellen kann.

Bei den meisten Kollegen verhält es sich ähnlich. Zwar gibt es inzwischen zweifellos auch einen Boom, der etwas Trendiges an sich hat, aber das beschränkt sich doch auf eine eher kleine Szene, und die seriösen Aufsteller fischen nicht in diesen Gewässern. Natürlich gibt es auch Misserfolge und Unzufriedene, auch bei ansonsten guten Aufstellern. Aber wenn ich deren Zahl mit denen vergleiche, die schlechte Erfahrungen mit ihrem Arzt oder Zahnarzt gemacht haben, oder in Rechnung stelle, dass es immer einen gewissen Anteil notorisch Unzufriedener gibt, bin ich sehr erstaunt, wie wenige dies beim Familienstellen sind. Die ganz große Mehrheit derjenigen, die das Familienstellen selbst erfahren haben, empfindet diese Arbeit als sehr bereichernd und heilsam.

Und wer könnte es besser wissen als der, der es selbst erfahren hat? Der eine oder andere psychologische oder journalistische Kritiker bezweifelt dies zwar oder warnt gar vor vermuteten Gefahren, aber woher will er dies wissen – außer aus seinem Denken und einigen ganz vereinzelten (ihm aber sehr willkommenen) Einzelfällen? Ich halte es für ungeheuer arrogant, wie die meisten dieser Kritiker sich über die persönliche Erfahrung derer hinwegsetzen, die das Familienstellen als heilsam für sich und ihre Familien erlebt haben.

Wenn wir über die konkreten Wirkungen des Familienstellens reden, müssen wir verschiedene Ebenen unterscheiden. Die Menschen kommen mit den unterschiedlichsten Anliegen, und die Wirkung einer Aufstellung kann in Bezug sowohl auf das jeweilige Anliegen als auch auf weitere Prozesse gesehen werden, die durch eine Aufstellung ausgelöst werden. Ohne Anspruch auf Vollständigkeit möchte ich folgende Ebenen nennen:

Körperliche Krankheiten und Beschwerden
Seelische Krankheiten und Beschwerden
Konflikte mit der Herkunftsfamilie
Probleme in der Partnerschaft und mit Kindern.

Körperliche Krankheiten und Beschwerden
Familienaufstellungen heilen keine Krankheiten. Sie heilen etwas in der Seele, sie bringen Dinge, die in der individuellen und in der Familienseele (im System) „ver-rückt" waren, wieder an den richtigen Platz. Damit kommt etwas „in Ordnung". Krankheiten sind oft ein Ausdruck seelischer Verstrickung und systemischer Unordnung, ein Versuch des Körper-Seele-Geist-Systems, die Spannung, die aus dieser Unordnung resultiert, aufzulösen. Es ist allerdings ein untauglicher Versuch, weil er auf Kosten des Organismus geht. Eine wirkliche Lösung muss die Unordnung selbst beheben.

Die Folge einer solchen Lösung kann dann sein, dass die Krankheit überflüssig wird. Aber man muss sehen, dass weder jede Krankheit Ausdruck einer systemischen Unordnung ist noch solche Störungen die alleinigen Krankheitsursachen sind. Das gilt besonders bei schweren Krankheiten wie Krebs. Solche Krankheiten gehen zwar immer mit einer systemischen Verstrickung einher, aber weder können wir sagen, diese Verstrickung sei *die Ursache* für den Krebs, noch können wir mit einer Aufstellung den Krebs zum Verschwinden bringen. Sie ist zwar auch hier in vielfacher Hinsicht hilfreich und heilsam, aber inwieweit sie den Krankheitsverlauf tatsächlich beeinflusst, wissen wir nicht. Allerdings: Manchmal geschehen Wunder, und vielleicht können wir mit einer Aufstellung ein wenig dazu beitragen, dass die Seele für ein Wunder bereit ist.

Was wir wissen, ist, dass eine vormals nicht anschlagende medizinische oder naturheilkundliche Behandlung bei vielen Krankheiten nach einer Aufstellung plötzlich funktioniert. Ich arbeite, wie viele andere Kollegen auch, viel mit Heilpraktikern (insbesondere Homöopathen), aber auch mit einigen Ärzten und ärztlichen Psychotherapeuten zusammen. Zusammenarbeit heißt dabei, dass sie Patienten, mit denen sie nicht weiterkommen, eine Aufstellung empfehlen. Fast immer waren diese Therapeuten vorher selbst bei mir oder einem Kollegen und haben die Wirkung des Familienstellens an sich selbst erfahren. Ich frage bei diesen Klienten nicht im Einzelnen nach der Krankheit, das ist nicht meine Kompetenz und nicht mein Thema. Ich schaue nur auf das System bzw. lasse den Patienten auf sein System schauen. Die Wirkung ist, wie mir die behandelnden Therapeuten regelmäßig berichten, dass hinterher ihre Behandlung anschlägt – zumindest im Sinne einer Besserung, manchmal auch einer vollständigen Gesundung.

Es scheint mir wichtig, die individuell-seelische, die systemische (oder kollektiv-seelische) und die körperliche Ebene nicht gegeneinander auszuspielen. Viele Krankheiten sind Ausdruck einer systemischen Verstrickung oder eines innerseelischen Konfliktes und können daher ohne Berücksichtigung dieser Ebenen nicht geheilt werden, aber oft hat sich das Krankheitsgeschehen im Körper auch verselbständigt. Es mag auch sein, dass das gleiche Thema sich parallel auf der körperlichen wie auf den seelischen Ebenen ausdrückt, ohne dass man Ursache und Wirkung klar unterscheiden kann. Daher sollte man das eine tun und das andere nicht lassen.

Bei einigen Krankheiten, die einen primär psychosomatischen Hintergrund haben, sind die Erfolge aber oft auch unmittelbar – zum Beispiel bei Bulimie, bei Migräne, bei Zeugungs- bzw. Empfängnisunfähigkeit, bei Impotenz oder diversen chronischen Leiden. Erst kürzlich berichtete mir eine Klientin, dass die Aufstellungsarbeit bei ihr dazu geführt habe, dass sie nach Jahrzehnten zum ersten Mal fünf Tage hintereinander ohne Kopfschmerzen geblieben sei. Sie war allerdings nicht nur ein Mal gekommen. Bei einer anderen Teilnehmerin, die selbst Psychotherapeutin ist, reichte indessen eine einzige Aufstellung, um eine seit Jahrzehnten währende schwere Migräne fast ganz verschwinden zu lassen. Dieser Erfolg ist zwar weder planbar noch vorhersagbar, aber ich würde in solchen Fällen immer eine Aufstellung empfehlen.

Seelische Krankheiten und Beschwerden
Hier müssen wir unterscheiden zwischen manifesten Krankheiten (Psychosen) und eher diffusen Beschwerden (z. B. depressive Stimmungen u. ä.). Bei beiden können Aufstellungen sehr hilfreich sein, aber Erstere verlangen doch meist eine längere, kontinuierliche fachliche Begleitung und Behandlung. Aber die Einsichten aus dem Familienstellen öffnen eine ganz neue und sehr viel versprechende systemische Sicht auch schwerster seelischer Erkrankungen sowie Perspektiven für deren Heilung. Der Münchener Psychologieprofessor Franz Ruppert hat dies in seinem Buch *Verwirrte Seelen*.

Der verborgene Sinn von Psychosen (Ruppert 2002) ausführlich beschrieben. Er zeigt, dass hinter der Verwirrtheit oder „Verrücktheit" Einzelner eine Verrücktheit im Familiensystem steht.

Zum Beispiel ist in einem System etwas ver-rückt, wenn Kinder aus Inzest hervorgegangen sind. Dann ist manchmal die Mutter zugleich die Schwester oder der Vater zugleich der Großvater oder der Onkel zugleich der Bruder – merken Sie, wie Sie verwirrt werden? Diese Verwirrung ist im System – es ist etwas buchstäblich ver-rückt –, und in der Folge empfinden dann Einzelne diese Verwirrtheit in sich und tragen sie in Form einer Psychose aus.

Ähnliches gilt, wenn ein Familienmitglied jemanden umgebracht hat, vor allem dann, wenn auch das Opfer zur Familie gehörte. Ein Nachkomme fühlt sich dann (meist einige Generationen später und ohne etwas über die Ereignisse und Personen zu wissen) beiden innerlich verpflichtet, dem Opfer wie dem Täter (da dieser zur eigenen Familie gehört), und wird schizophren, also innerlich gespalten. Eine solche innere Spaltung kann auch entstehen, wenn eine Frau im Krieg einen feindlichen Soldaten geliebt und von ihm ein Kind bekommen hat – dieses Kind oder einer seiner Nachkommen fühlt sich dann beiden Seiten zugehörig und kann dies nicht verarbeiten (insbesondere dann, wenn die Familie die Frau ausgeschlossen hat). Auch bei Autismus habe ich eine solche Doppelidentifikation mit Täter und Opfer gefunden.

Hier kann, wie auch in anderen Fällen nicht verarbeiteter traumatischer Belastungen einer Familie, durch die richtige Zuordnung von Täter, Opfer, Schuld oder Position im System in der individuellen Seele ein profunder und nachhaltiger Heilungsimpuls ausgelöst werden. Ruppert dokumentiert eine Reihe von Fällen, in denen dies gelang. Zugleich zeigen seine Beispiele, dass eine rein individuelle Behandlung der Psychose (und erst recht eine medikamentöse) gänzlich am

Problem vorbeigeht, da die tatsächliche Ver-rücktheit im System liegt. So wird man nicht nur dem Betroffenen nicht gerecht, sondern das Trauma wird weitergereicht in die nächste Generation.

Auch bei Depressionen aller Schweregrade, bei chronischem Scheitern in Partnerschaft und Beruf und vielen anderen psychischen Störungen kann eine Aufstellung gute Lösungen bringen. Manchmal liegt ein Familientrauma zugrunde (das Generationen zurückliegen mag und dem Einzelnen nicht bekannt ist), manchmal ein unbewusstes Mitleiden mit einem Familienmitglied, häufig ist die Ursache aber auch nur eine (bewusste oder unbewusste) Ablehnung der Eltern oder eines Elternteils. Denn wer die Eltern nicht ganz nimmt, bleibt von der eigenen Lebensquelle abgeschnitten, so dass ihm die volle Kraft fehlt. In diesen Fällen kann schon eine einzige Aufstellung die Lösung des Problems sein.

Konflikte mit der Herkunftsfamilie
Hier zeigen sich nach meinen Erfahrungen die schnellsten und nachhaltigsten Lösungen. Wer mit seinen Eltern oder anderen Familienmitgliedern im Streit ist und mit der ernsthaften Bereitschaft zur Lösung eine Aufstellung macht, findet diese Lösung. Er findet sie in sich (was das Wichtigste ist), aber in der großen Mehrzahl der Fälle auch im Außen, in der tatsächlichen Beziehung zu den betroffenen Personen (wenn diese noch leben). Auch wenn sie schon tot sind, kann eine Aufstellung eine enorme Veränderung bewirken, denn die Eltern sind ja nicht nur eigenständige Personen, sondern sie sind auch in jedem Einzelnen drin. Und wenn ein Konflikt dort gelöst ist, wirkt sich das immer positiv aus.

Das funktioniert auch bei ganz massiven Problemen, wie zum Beispiel bei sexuellem Missbrauch oder bei Gewalt in der Familie. So habe ich bei einem Kurs in Berlin Folgendes erlebt (dies ist auch ein Beispiel für die Arbeit mit den „Bewegungen der Seele", ich berichte es, ohne etwas wegzulassen):

Eine junge Frau berichtet, dass sie sich sehr belastet fühlt, weil sie zwischen ihrem Vater und der übrigen Familie vermitteln müsse. Die Eltern seien schon lange getrennt, und Mutter und Schwester hätten Angst vor dem Vater, der auch schon gewalttätig geworden sei. Sie versteckten sich vor ihm. Nur sie selbst habe Kontakt.

Sie stellt einen Stellvertreter für ihren Vater auf und stellt sich selbst (also keine Stellvertreterin, ich habe gleich mit ihr persönlich gearbeitet) in zwei bis drei Metern Abstand gegenüber. Zunächst schauen sie sich nur an, abwartend. Nach einer Weile geht sie langsam auf ihn zu, bleibt aber auf halber Strecke stehen. Dort verweilt sie, es ist eine gewisse Spannung zu spüren, aber nicht feindselig. Sie schauen sich an, als ob beide auf etwas warteten, was die Spannung löst, ohne dass jemand den ersten Schritt tut. Ich lege eine Hand an ihren Hinterkopf und beuge ihn ganz leicht und sanft – es ist mehr ein leichtes Anschieben –, bis sie in einer Verneigung vor dem Vater steht. Als ich loslasse, verneigt sie sich von selbst tiefer – sowohl äußerlich als auch, wie jeder spüren kann, innerlich. Nachdem sie den Kopf wieder gehoben hat, schauen sich beide weich und liebevoll an. Tränen schießen in ihre Augen, und sie geht auf ihren Vater zu und legt den Kopf an seine Schultern. Sie umarmen sich lange, sanft und innig. Auch der Vater ist sehr gerührt. Ich warte, bis sie sich langsam aus der engen Umarmung löst und entspannt aufschaut, immer noch leicht in seinem Arm lehnend. Dann beende ich die Aufstellung mit den Worten „Danke, das war's". Es wurde kein Wort gesprochen, und ich erkläre weiter nichts, sondern mache mit der nächsten Teilnehmerin weiter.

Anderntags fragt sie, ob dies alles gewesen sei. Ich sage „Ja" und füge – nach einer kleinen Pause, in der sie das „Ja" aufnehmen kann – hinzu: „Das Wichtigste war die Bewegung, bei der ich nachgeholfen habe. Mehr gibt es hier nicht zu tun." Abends fragt sie dann in einer neuerlichen Feedbackrunde, wie sie sich denn jetzt in der Praxis verhalten soll: Mutter und Schwester würden sich vor dem Vater verstecken, und er fordere von ihr immer Auskunft darüber, wo sie sich aufhielten. „Sag ihm, dass du ihn magst und gern seine Tochter bist", antworte ich, „dass du dich aus dem anderen aber heraushältst, weil du auch die Mutter und die Schwester magst. Aber vielleicht brauchst du es ihm gar nicht zu sagen, wenn du dir erlaubst, deine Liebe zu ihm, die man ja hier sehen und fühlen kann, im Herzen zu spüren und ganz dazu zu stehen. Dann kannst du dich – in Liebe! – ganz aus dieser Mittlerrolle zurückziehen und nur seine Tochter sein. Das ist die Bedeutung der Verneigung: ‚Papa, ich bin deine Tochter, nur deine Tochter, und ich bin es gern.'" Sie nickt und ich sehe, dass sie, obwohl ratlos, im Innern doch versteht.

Am Sonntag, dem letzten Kurstag, beginne ich wieder mit einer Runde, und sie berichtet Folgendes: Ihre Mutter hat sie am Samstagabend angerufen und ihr erzählt, ihre Schwester habe sich mit ihrem Vater getroffen. Sie habe ihn angerufen, sie hätten sich getroffen und anscheinend gut verstanden. Die Teilnehmerin hatte während des Seminars mit keinem von den dreien Kontakt gehabt, die Mutter hatte sie von sich aus angerufen, weil so etwas Ungewöhnliches passiert war.

Bei Geschwisterkonflikten gibt es oft eine verblüffend einfache Lösung: Man erkennt die Reihenfolge (die zugleich eine Rangfolge ist) an. Das heißt, das dritte Kind sagt zum zweiten und zum ersten: Ihr seid vor mir, du bist der Erste, du die Zweite und ich die Dritte. Das wirkt oft Wunder. Aber es kommt vor, dass die Kleinen, vor allem die jüngsten Kinder, dies nicht wahrhaben wollen. Ich sage dann manchmal: „Du brauchst es mir nicht zu glauben, du kannst ja mal im Familienstammbuch nachschauen."

Probleme in der Partnerschaft und mit Kindern

Dies ist eine schwierigeres Feld. Zwar lassen sich in Aufstellungen oft schöne Lösungen finden, aber die Umsetzung im Alltag scheint wesentlich schwieriger zu sein als etwa die Versöhnung mit den Eltern. Das ist verständlich, denn mit den Eltern lebt man meist nicht mehr zusammen, während man mit dem Partner einen Alltag teilt, in dem sich viele Gewohnheiten und Verhaltensmuster verfestigt haben. Diese Gewohnheiten laufen vielfach so unbewusst und automatisch ab wie das Lenken und Schalten bei einem routinierten Autofahrer. Man muss daher sowohl die Bereitschaft haben, sich aus diesen Mustern zu lösen (oder zuzuschauen, wie der Partner sich daraus löst oder dies vielleicht auch nicht tut, obwohl man sich dies wünscht), als auch die Geduld, diesen Prozessen ihre Zeit zu lassen. In der Paarbeziehung und der Eltern-Kind-Beziehung verdichten sich die gesamten Familienverstrickungen auf einer einzigen Bühne, wobei sie zudem noch vermischt sind mit dem, was an neuen Verstrickungen als Folge eigener Handlungen hinzukommt. Ich kenne viele Paare, die sehr von einer Aufstellung profitiert haben, aber das fällt einem nicht in den Schoß. Man muss zwar nicht, wie viele meinen, „daran arbeiten", aber es braucht schon eine große Bereitschaft, die Schmerzen und Verletzungen nicht immer dem Partner anzulasten und dessen Andersheit auszuhalten und vielleicht sogar als etwas Bereicherndes zu achten.

Ein besonderes Kapitel ist die Arbeit mit verhaltensauffälligen Kindern und Jugendlichen. Allzu schnell ist die wissenschaftliche Psychologie und Medizin hier mit pathologischen Diagnosen – wie der Modekrankheit „ADS" – zur Hand. Das Familienstellen zeigt hingegen oft, dass die Kinder mit ihrem Verhalten nur etwas ausdrücken, was in der Familie nicht gelöst oder nicht in Ordnung ist. Sie tragen für die gesamte Familie etwas aus, weil sie, wie Marianne Franke-Gricksch in ihrem wunderbaren Buch „*Du gehörst zu uns!*" (Franke-Gricksch 2002) an vielen Beispielen aus dem Schulalltag demonstriert, besonders sensibel sind. Anstatt sie dafür mit Tabletten oder langwieriger Therapie zu bestrafen, reicht es oft aus, einen tiefen Blick ins Familiensystem zu tun. Franke-Gricksch dokumentiert sehr eindrucksvoll, welche Erfolge sich damit auch bei schwierigsten Kindern und Jugendlichen erzielen lassen. Ich möchte das Buch allen Lehrern und Pädagogen ans Herz legen.

Man muss aber auch hier sehen, dass wir nicht die Herren des Schicksals sind. Auch unseren Kindern können wir ihr besonderes Schicksal, ihr Irren und Scheitern nicht ersparen – auch nicht mit Familienaufstellungen. Und man sollte auch nicht bei jeder jugendlichen Rebellion und Aufmüpfigkeit die (in der Praxis nicht existente, aber vielleicht in einigen sehr harmoniebedürftigen Köpfen erdachte) „Hellinger-Bibel" zücken oder das Heil in einer Aufstellung suchen. Die besten Aufstellungen macht das Leben, und der Gruppenraum ist nur dann hilfreich, wenn man sich darin allzu sehr verstrickt hat – also bei einem ernsten Leiden. Das gilt für jeden, für junge Menschen aber ganz besonders.

Was wirkt: Anerkennen, was ist

Was ist es nun, was diese oft plötzlichen Wirkungen auslöst? Was kann man, über die Aufstellung hinaus, dafür tun, was sollte man eher lassen?

Einer von Hellingers Standardsätzen ist: „Lass es wirken." Oder: „Nimm es in deine Seele." „Was soll ich jetzt machen, wie setze ich das um?", fragen mich Kursteilnehmer oft. „Gar nichts", sage ich dann, „du kannst nichts machen. Lass es einfach wirken, lass es in deine Seele sinken und vergiss es."

Das Familienstellen *nach Hellinger* ist – zum größten Teil jedenfalls – keine Therapie. Viele Therapeuten integrieren die Aufstellungsarbeit in ihre Therapie und bleiben auf der therapeutischen Ebene. Für die Hellinger-Arbeit im engeren Sinne gilt dies aber nicht mehr. Da ist niemand, der etwas macht, niemand, der etwas ändert. Alles, was geschieht, ist eine Begegnung mit der Wirklichkeit – oder sagen wir, etwas bescheidener, einem für den Teilnehmer und sein jeweiliges Anliegen bedeutsamen Teil der Wirklichkeit. Die Wirkung entsteht aus dieser Begegnung. Das Verfahren und wie es funktioniert, mag mysteriös sein, alles andere ist indessen von äußerster Schlichtheit. Man schaut einfach auf das, was ist, und nimmt es so, wie es ist. Was dann wirkt, ist die „Wirk-lichkeit" selbst.

Darin unterscheidet sich das Familienstellen von fast allen therapeutischen Ansätzen. Die Dinge sind nicht nur, wie und was sie sind, sie *dürfen* es auch sein. *Einverstanden sein* mit dem, was ist – das ist die große Lösung. Es ist allerdings in der Tat eine *große* Lösung, und meist bedarf es – im Seminar – einiger kleiner Schritte und – im Leben – einer langen Zeit der Läuterung, bis man dahin kommt. Zu sehr ist unsere gesamte Programmierung, sind all unsere Gewohnheiten darauf ausgerichtet, wegzuschauen statt hinzuschauen, abzuwehren statt zu nehmen, dem Leben vorschreiben zu wollen, wie es zu sein hat, anstatt es zu begrüßen, wie es ist.

Das Leben einfach so zu nehmen, wie es ist, ist scheinbar kaum zu ertragen. Die Wirklichkeit hat eine ungeheure Kraft, eine uns nicht geheure Wirkung. Also suchen wir nach Erklärungen. Im naturwissenschaftlich-technischen Bereich sind Erklärungen höchst nützliche und kraftvolle Werkzeuge. Wenn es um unsere Lebenswirklichkeit geht, sind Erklärungen jedoch oft wie Tranquilizer – sie beruhigen uns und entkräften die Wirklichkeit. Unter Esoterikern spricht man zum Beispiel gern davon, dass wir uns genau diese Eltern (und genau diesen Zeugungsakt) *ausgesucht* hätten – angeblich, um eine bestimmte Lebenslektion zu lernen, die uns zu unserer Vervollkommnung noch fehlt. Das kann natürlich niemand beweisen oder überprüfen. Es kann stimmen oder auch nicht.

Es ist einfach eine Behauptung, die einige Leute aufgestellt haben und andere glauben und weitererzählen. Aber sie hat eine Funktion: Sie bietet eine Erklärung, und Erklärungen geben Sicherheit und Trost. Wenn wir zu wissen meinen, warum etwas so ist, wie es ist, scheint es uns leichter erträglich, zumal wenn es sich um etwas Schweres handelt.

Scheinbar rationaler ist die Behauptung, dies sei alles Unsinn und unsere Geburt sei nichts als Zufall. Sie ist nur scheinbar rationaler, denn erstens wissen wir auch das nicht, und zweitens dient auch bei dieser aufgeklärten Sicht der Zufall als Erklärung. Wer darauf besteht, dass es Zufall ist, dies vielleicht sogar als wissenschaftliche Erkenntnis ausgibt, tut damit, als wisse er etwas. Damit hat dann die Zufallsthese dieselbe Funktion wie die esoterische Deutung. Aber die Zufallsthese ist auch nur eine Behauptung, die sich weder beweisen noch überprüfen lässt. Das ist unsere „rationale Aufgeklärtheit". Anstatt, was korrekt wäre, zu sagen, dass wir es nicht wissen, beruhigen wir uns wieder mit einer Erklärung. Wenn man allerdings das Wort Zufall ernst nimmt, dann liegt darin bereits das Eingeständnis des Nicht-Wissens. Es ist nämlich das, was uns zufällt oder zugefallen ist, ohne dass wir wissen, woher und wieso. Ob vorbestimmt, selbst ausgesucht oder zufällig – Tatsache ist: Wir wissen es nicht. Alles, was wir wissen, ist, dass es so ist. Wenn man da anhält, wenn man das einfach so nimmt und aushält, dann stehen wir vor der Wirklichkeit.

Es ist wichtig, das zu verstehen. Wir müssen vor der Wirklichkeit *anhalten*! Dann beginnt sie unmittelbar auf uns zu wirken. Nur die Wirklichkeit berührt uns, ergreift uns. Theorien und Erklärungen bleiben uns völlig äußerlich und bewirken daher gar nichts. Wir meinen, Erklärungen würden uns helfen, einen Zustand zu verstehen und, zumindest potentiell, zu verändern. Abgesehen davon, dass wir daran, wer unsere Eltern sind, ohnehin nichts ändern können, geht die Idee der Veränderung, bezogen auf unser Sein, an der Wirklichkeit vorbei. Wir können uns wandeln, aber wir können uns nicht verändern. Die Idee der Veränderung ist eine Ich-Idee, eine Macher-Idee. Das Ich „arbeitet an sich", verändert sich – d. h. das Ich bearbeitet das Ich und bleibt sich dabei gleich. Das ist die so genannte Veränderung. Sie bleibt Kosmetik, denn das Ich kann sich nicht selbst in seinem Wesen verändern. Aber dieses An-sich-Arbeiten ist ein großes Geschäft und bei den An-sich-Arbeitenden so beliebt, weil sie sich nicht dem Schmerz der Verwandlung durch die Wirklichkeit aussetzen müssen, die erst dann eintritt, wenn man mit dem An-sich-Arbeiten aufhört.

Es gibt eine bewegende Szene aus einem Kurs Bert Hellingers in London, die auf einem Video dokumentiert ist. Eine Frau, die seit vier Jahren im Rollstuhl sitzt als Spätfolge einer Kinderlähmung, die sie als Kleinkind hatte, möchte eine Aufstellung machen, möchte an ihrem Problem arbeiten. Nach einem kurzen Dialog fragt Hellinger sie: Wenn du auf dein Leben schaust, wie es ist, und dir dann vorstellst, du hättest keine Kinderlähmung gehabt und wärst aufgewachsen wie die anderen Kinder und hättest bis zum jetzigen Alter ein normales Leben geführt – „welches Leben ist kostbarer?" Nach einem kleinen Ausweichversuch, den er ihr nicht durchgehen lässt, wird die Frau still und sagt dann, innerlich sehr bewegt: „This one" – „Dieses".

Das Ja zu sich selbst und zum Leben fängt bei den Eltern an. Sie sind es, die am Anfang dieses Lebens stehen, sie sind der Ausgangspunkt. Und so lautet einer der schlichtesten und zugleich tiefsten Lösungssätze: „Du bist mein Vater." Oder: „Du bist meine Mutter." Oder auch, bei einer Aufstellung des Gegenwartssystems: „Du bist mein erster Mann / meine erste Frau." Wenn man die Beziehungen auf ihre grundlegende Eigenschaft reduziert und diese dann ausspricht, löst sich alles auf, was an Ballast darübergelegen hat. Wenn ein Sohn seinen Vater nur in dieser seiner Eigenschaft des Vater-Seins anschaut und diese Worte ausspricht, regt sich etwas im

Herzen von beiden – was immer sie bis dahin getrennt haben mag. Das Gleiche gilt, wenn dies eine Tochter tut, die vom Vater sexuell missbraucht wurde. Das Eltern-Sein oder Kind-Sein ist die eine Ebene, das Verhalten eine ganz andere.

Ebenso, wenn eine Frau ihren ersten Mann anschaut als den Mann, den sie einmal genommen, geliebt oder geheiratet hat. In dem Satz „Du bist mein erster Mann" wird dann nicht nur der Mann anerkannt und gewürdigt, sondern auch das eigene Handeln, die eigene Liebe, die Phase des Lebens, die sie mit diesem Mann geteilt hat. Dies fällt oft schwer, wenn spätere Verletzungen das Frühere als Irrtum erscheinen lassen oder man sich als Opfer fühlt. Zuerst ist bei diesem Satz oft die Faust in der Tasche. Wenn es dem Therapeuten jedoch gelingt, die Aufmerksamkeit des Klienten nur auf die Tatsache zu lenken, um die es gerade geht (das Vater-Sein oder das Frau-Sein oder das Kind-Sein zum Beispiel), dann öffnet sich die Faust, und im Herzen öffnet sich eine Tür, durch die Anerkennung, meist sogar Liebe eintritt – trotz allem, was man vielleicht an Schlimmem mit diesem Menschen erlebt oder von ihm erlitten hat.

Damit holt man ein Stück seines eigenen Lebens wieder in sich herein. Denn in der Ablehnung der Eltern, im Versuch, die Tatsache des Sohn- oder Tochter-Seins zu leugnen oder zu verdrängen oder nichts mehr davon wissen zu wollen, dass ich mit diesem Mann oder dieser Frau einmal verheiratet oder verlobt war, dass ich diesen Menschen geliebt habe oder mit ihm durch eine beiderseitige Leidenschaft verbunden war, sperre ich einen wesentlichen Teil meines Lebens aus. Und so entwerte ich mein Leben und mich selbst (nicht nur den anderen!).

Vor einigen Jahren habe ich im Fernsehen ein Gespräch mit Martin Bormann jun., dem Sohn des gleichnamigen Leiters der Reichskanzlei und eines der engsten Vertrauten Adolf Hitlers, gesehen. Darin sagte Bormann, der sich aktiv um die deutsch-jüdische Versöhnung kümmert und keinerlei Sympathien für die Nazipolitik hegt: „Wenn ich als Sohn auf meinen Vater schaue, dann empfinde ich ihm gegenüber Dankbarkeit. Denn er war es, der mir das Leben geschenkt hat, und das ist für mich ein großes Geschenk."

Das ist der Blick aufs Wesentliche, auf die grundlegende Beziehung dieser beiden Männer. Der eine ist der Vater, der andere der Sohn. Der eine hat das Leben gegeben, der andere nimmt es. Oder soll er es lieber wegwerfen, weil der Vater ein Verbrecher war? Am Vater-Sohn-Verhältnis ändert dies nicht ein Jota. Der Vater hat das, was er ist, weitergegeben. Wenn der Sohn es nicht nimmt, wenn er zu negieren versucht, was ist, nimmt er sein Leben nicht.

Und die Verbrechen des Vaters? Sie sind dessen ureigene Sache, haben nichts mit dem Sohn und nichts mit der Vaterschaft zu tun. Es ist gewiss ein schweres Schicksal, das Kind eines Verbrechers zu sein, aber wenn es so ist, muss man beide Seiten sehen und nehmen: dass der Vater der Vater ist, und dass er ein Verbrecher ist. Und obwohl er ein Verbrecher ist, darf der Sohn ihn als Vater lieben. Und wenn er auf ihn als Vater schaut, wird er ihn lieben.

„Anerkennen, was ist", beginnt mit dem Leben. Nicht mit einer Theorie des Lebens, sondern mit dem Leben so, wie wir es erfahren: als Prozess, der irgendwann anfängt, eine Entwicklung mit verschiedenen Stadien durchläuft und dann zu Ende geht. Als ein Auftauchen aus dem Unbekannten, in das man wieder zurücksinkt – wie eine Welle, die sich für eine kleine Weile aus dem Meer erhebt und wieder in ihm verschwindet. Wenn man einfach nur hinschaut, ist es das, was wir sehen: Ein Kind wird geboren – erst wächst es im Verborgenen heran, dann ist es plötzlich da, ein vollständiger Mensch; ein Leben entsteht quasi aus dem Nichts, und es vergeht wieder – ein Mensch stirbt. Mal alt, mal jung, mal allmählich, mal plötzlich. Und dann ist er fort.

Beim Familienstellen lässt der Aufsteller den Stellvertreter eines gestorbenen Familienmitglieds sich auf den Boden legen, um den Tod zu verdeutlichen und zu sehen, wie die Familie mit dessen Tod umgeht. Wenn es ein plötzlicher, schlimmer, tragischer Tod war, wollen die Überlebenden ihn oft nicht wahrhaben. Meist verdrängen sie den Gestorbenen aus dem Familienbewusstsein, billigen ihm nur eine Randexistenz zu. So versucht das Bewusstsein, dem Schrecken und der eigenen Ohnmacht aus dem Weg zu gehen, sich der Zerbrechlichkeit des Lebens nicht stellen zu müssen.

Früh verstorbene Kinder beispielsweise werden meist in Familien nicht wirklich mitgezählt. Man weiß zwar um das Kind, dennoch gilt oder fühlt sich das dritte Kind meist als das zweite, wenn das erste oder zweite Kind früh starb. Dann vertritt es jedoch sein totes Geschwister, fühlt wie dieses und findet nicht zu sich selbst. (Besonders schlimm ist dies, wenn die Eltern einem nachfolgenden Kind den Namen des verstorbenen geben und damit dokumentieren, dass es dieses vertreten soll.) Die Lösung liegt in einem solchen Fall darin, anzuerkennen, dass auch das tote Kind dazugehört; es als das erste oder zweite Kind, das, auch wenn es nur kurz gelebt hat, ganz zur Familie gehört, hereinzunehmen, und dem dritten Kind seinen Platz als drittes Kind zuzuweisen. Dieses sagt dann zum Beispiel: „Du bist mein älterer Bruder. Du bist der zweite, ich bin die dritte." Ein simpler Satz, das Aussprechen einer Tatsache, die im Stammbuch der Familie nachzulesen ist, aber ein Satz von ungeheurer Wirkung. Denn auf dem Platz eines toten Geschwisters kann sich niemand ganz seines Lebens freuen. Mit diesem schlichten Satz, der lediglich eine Tatsache beschreibt, kann manche Depression, manche Manie, manche Todessehnsucht geheilt werden.

Der andere Weg der Verdrängung des Schlimmen ist die Verleugnung des Todes anstatt der Verleugnung der Toten. Zum Beispiel, wenn das Zimmer des Toten unangetastet bleibt, so als lebte er noch und könnte jeden Moment zurückkommen.

Anerkennen, was ist – das heißt auch, die Zerbrechlichkeit des Lebens, die Allgegenwart des Todes und die Abgründe des Menschlichen anzuerkennen. Zum Beispiel den Krieg. Da war ein über siebzigjähriger Mann in einem Seminar, der den größten Teil seines erwachsenen Lebens zwischen Depression, Medikamentensucht (zur Bekämpfung der Depression) und Entzugsversuchen verbracht hatte. Die Sucht hatte er überwunden, nicht jedoch deren Ursachen. Vor vier Jahren war er auch noch an Krebs erkrankt, aber auch dies schien er zu überleben. Bei seiner ersten Seminarteilnahme berichtete er vom Selbstmord seines Vaters; es war mitten im Krieg, 1942, er war damals fünfzehn, und er nahm dem Vater übel, dass er die Mutter und seine fünf Kinder allein gelassen hatte. Jetzt gelang es ihm, den Vater zu nehmen, wie er war, und seinen Selbstmord als seine Entscheidung zu achten. Das brachte ihm, wie er mir später schrieb, große Erleichterung. Aber es war nur ein Aspekt seines inneren Hasses auf die Welt. Mir fiel auf, dass er immer höchst erregt wurde, wenn das Thema Krieg aufkam, und in einem späteren Seminar sprach ich ihn darauf an. Er berichtete Folgendes:

„Weihnachten 1944, ich war damals achtzehn, war ich nach einem Lazarettaufenthalt in einer Genesungskompanie in Heilbronn. Drei Wochen zuvor war die Stadt zerstört worden; wir Soldaten waren zur Leichenbergung eingesetzt. Wir mussten die teilweise schwer verstümmelten Toten mit bloßen Händen anfassen, weil wir keine Handschuhe hatten. Vor dem Essen konnten wir uns nicht die Hände waschen, weil es kein Wasser gab. Am Heiligabend war ich zur Wache auf dem Gräberfeld eingesetzt, um die Toten vor Leichenräubern zu schützen. Wir waren zwischen etwa 12.000 Toten. Der Dezember 1944 war relativ mild gewesen, deswegen lag ein süßlicher Verwesungsgeruch über den offenen Massengräbern."

Ich bat ihn, einen Stellvertreter für den Krieg auszuwählen und aufzustellen und sich selbst ihm gegenüberzustellen. Dann ließ ich die übrigen Teilnehmer sich auf den Boden legen wie Tote. Jetzt stand also der Mann inmitten der Toten dem Krieg gegenüber. Es war hart für ihn, aber als er der Aufforderung folgte, dem Krieg einfach nur in die Augen zu schauen, wurde er ruhig. Beide standen sich gesammelt und kraftvoll gegenüber, ohne Feindschaft. Nach einer Weile bat ich den Mann, zum Krieg zu sagen: „Ich schaue dich jetzt an und achte dich als Teil des Lebens." Das war die Lösung. Er wurde still und friedlich. (Für den Krieg war diese Aussage übrigens völlig selbstverständlich.)

Besonders schwer ist das Anschauen der Wirklichkeit, wenn sie uns als willkürliches Schicksal begegnet. Dann fühlen wir uns völlig ausgeliefert, und wir suchen einen Sinn darin, eine Antwort auf die Frage „Warum gerade ich?" oder „Warum gerade du?". Die tiefste Antwort ist: Es gibt kein Warum, keinen Grund, keinen Sinn. Das ist schwer auszuhalten, lieber fühlt man sich schuldig, wenn man schon keinem anderen die Schuld geben kann. (Manche geben die Schuld auch Gott.) Aber wenn man auch dem ins Auge schaut, löst sich etwas.

Ich denke an den Mann, der vor fünf Jahren ein Kind überfahren hatte. Schuldlos. Er fühlte sich auch nicht schuldig, hatte das Thema früher schon einmal therapeutisch bearbeitet, aber etwas stimmte noch nicht. Als er dem Stellvertreter des Kindes gegenüberstand, schaute er diesen an, als ob er etwas von ihm erwartete. (Dem Kind ging es gut, es empfand keine Feindschaft und keinen Vorwurf.) Wollte er dessen Absolution? Ich stellte einen Stellvertreter für „das Schicksal" auf und bat den Mann zu sagen: „Ich nehme und achte es als unser beider Schicksal." Er schaute mich entsetzt an:
„Das ist zu viel!"
„Sag's einfach, versuch's mal."

Er schluckte, und es dauerte eine Weile. Er sagte den Satz zunächst nicht, aber etwas zwang ihn schließlich in die Knie, ohne dass ich eingegriffen habe. Er kniete und legte er sich dann vor dem Schicksal flach auf den Bauch. Nach einiger Zeit kam er hoch, schaute beide an und sprach dann den Satz zum Schicksal, zutiefst erschüttert. Dann wurde er ruhig, sagte „Ja", und wiederholte den Satz. Der Stellvertreter des toten Kindes strahlte, als sei auch er damit von einer Last befreit, die ihn, bei allem Einverständnis mit seinem eigenen Schicksal, noch leicht drückte. Eine Woche später rief der Teilnehmer mich an, eine Grippe hatte ihn gleich nach dem Seminar ins Bett geschickt anstatt in den geplanten Kurzurlaub nach Süden, aber er fühlte sich von einer großen Last befreit.

„Man muss", sagt Bert Hellinger, „der Wirklichkeit zustimmen, wie sie war. Ohne Bedauern, dass es so war. Ohne den Wunsch, es hätte anders sein sollen. Dann wird auch das schlimme Ereignis zu etwas Friedlichem, zu einer Kraft." Es ist also, um dies noch einmal zusammenzufassen, die Wirklichkeit, die wirkt, nicht der Therapeut. Man muss sich ihr „nur" aufrecht und offen stellen. Ich setze „nur" in Anführungszeichen, weil dies alles andere als einfach ist. Der Wirklichkeit zuzustimmen, wie sie ist, ist eine große seelische Leistung, die immer einen Abschied vom Alten erfordert, denn im Auge der Wirklichkeit zerplatzen alle Illusionen, und aus mancher großen Täuschung wird eine schmerzhafte Ent-täuschung. Die Lösung beim Familienstellen ist zwar oft schnell gefunden, aber sie ist nicht billig zu haben.

KAPITEL 5

Gewissen und Seele: Erhaltung und Entwicklung

Wie jede Blüte welkt und jede Jugend
Dem Alter weicht, blüht jede Lebensstufe,
Blüht jede Weisheit auch und jede Tugend
Zu ihrer Zeit und darf nicht ewig dauern.
Es muss das Herz bei jedem Lebensrufe
Bereit zum Abschied sein und Neubeginne,
Um sich in Tapferkeit und ohne Trauern
In andre, neue Bindungen zu geben.
Und jedem Anfang wohnt ein Zauber inne,
Der uns beschützt und der uns hilft, zu leben.

Aus: Hermann Hesse, Stufen. Sämtliche Werke. Die Gedichte,
© Suhrkamp Verlag, Frankfurt am Main 2001

Jeder Mensch ist einzigartig, eine einmalige, in sich vollständige Ausgabe des Lebens. Und jeder Mensch ist seine Eltern. Jeder hat etwas Eigenes und fühlt sich seinem eigenen Weg, vielleicht sogar einer Art innerem Ruf verpflichtet und möchte sich oder seine Anlagen, sein Potential, verwirklichen, und zugleich ist er an seine Herkunft gebunden und folgt unbewusst Aufträgen, die sich aus dieser Herkunft ergeben. Wie geht das zusammen, wie lässt sich dieser Konflikt, diese Spannung lösen, und welche Kräfte sind dabei im Spiel?

Der gängige, der „moderne" Weg ist, sich von der Herkunft loszusagen, wenn nicht loszureißen. Das Eigene, Individuelle gegen das Übernommene, Traditionelle zu stellen, das Neue gegen das Alte. Aber alles Neue geht aus dem Alten hervor, alles Heutige hat das Gestrige zur Voraussetzung. Und nicht nur das: Es trägt es auch noch immer in sich. Nur die Form hat sich gewandelt. Das Neue ist das Alte in gewandelter Form. Daher ist es wichtig, dass das Alte – die Herkunft, das Vorausgegangene, die Ahnen – anerkannt wird, dass gesehen und gewürdigt wird, dass das Alte das Neue erst möglich gemacht hat.

Natürlich ist das Alte begrenzt, und die Herkunftsfamilie fühlt sich entsprechend für jeden manchmal – in einigen Lebensphasen mehr, in anderen weniger – begrenzend oder gar einengend an. Jede Form ist begrenzt, und in jeder Form wirken zwei scheinbar entgegengesetzte Kräfte: Eine Kraft, die das Alte bewahren und so, wie es ist, erhalten will, und eine Kraft, die es verändern, notfalls auch zerstören will, um dem Neuen Raum zu schaffen. Im politischen Raum nennt man diese Kräfte „konservativ" und „progressiv". Sie stehen sich oft unversöhnlich gegenüber und bekämpfen sich zuweilen bis aufs Blut, weil jede von der eigenen Richtigkeit und Notwendigkeit überzeugt ist. Tatsächlich sind jedoch *beide* notwendig, und ihr Gegensatz ist nur ein scheinbarer. Denn ohne die Erhaltung, ohne das Feste, Begrenzende, Ausschließende kann nichts entstehen und nichts bestehen, gibt es keine Form – keine soziale Form (keine Gemeinschaft oder Gesellschaft), keine biologische Form (kein Leben) und keine materielle Form (keine Welt). Aber ohne die Auflösung, ohne die Zerstörung der (alten) Form gibt es keine Veränderung, keine Bewegung, keine Entwicklung – und damit ebenfalls keine Welt, kein Leben, keine Gesellschaft. Die Auflösung und Zerstörung dienen also letztlich auch der Erhaltung. Sie sind der Motor von Fortschritt und Entwicklung, aber sie brauchen auch den Gegenpol, damit überhaupt etwas existieren kann. Das Ganze bleibt, indem es sich im Einzelnen ständig auflöst und neu formiert – ohne Tod kein Leben. Wer also dem Leben dienen will, darf den Tod nicht verdammen.

Es gibt in unserem Innern zwei Instanzen, die jeweils für Erhaltung und Entwicklung stehen: das Gewissen und die Seele. Das Gewissen steht im Dienst der Erhaltung, die Seele im Dienst der Entwicklung. Das Gewissen bindet uns, die Seele weitet uns. Das Gewissen hält uns fest innerhalb der Grenzen unserer Herkunft, die Seele führt uns darüber hinaus.

Zweierlei Gewissen

Das persönliche Gewissen

Was ist das Gewissen? Zunächst einmal ein innerer Sinn (Hellinger vergleicht ihn mit dem Gleichgewichtssinn), der uns sagt oder fühlen lässt, ob etwas, was wir tun (oder gar nur denken) in Ordnung ist oder nicht. Ist es nicht in Ordnung, fühlen wir uns schuldig. Wenn wir sagen, jemand sei gewissenlos, dann drücken wir damit aus, dass dieser Sinn bei ihm nicht mehr funktioniert, dass er nicht mehr fühlt, was man darf und was nicht. Maßstab ist dabei das Gefühl von Recht und Unrecht oder, allgemeiner gesagt, von Schuld. Einen Mörder, den ein schlechtes Gewissen plagt, kann man noch als Mensch ansehen, zumindest hat er noch ein Gewissen. Wer jedoch keinerlei Schuld empfindet, gilt als gewissenlos und damit kaum noch als menschlich. Das Gewissen scheint also etwas spezifisch Menschliches zu sein. Wer kein Gewissen hat, verspielt quasi die Zugehörigkeit zur menschlichen Gattung.

Woher wissen wir aber, was Recht und Unrecht, was in Ordnung und was nicht in Ordnung ist? Aus unserer Familie. Aus der Gruppe, die uns geprägt hat. Das Gesetzbuch, das wir in uns tragen, stammt aus unserer Familie. Und wie jedes Gesetzbuch ist es sehr, sehr alt. Seit tausenden, ja seit hunderttausenden von Jahren wird es von Generation zu Generation weitergegeben. Jede neue Generation fügt ein kleines bisschen hinzu. So verändert es sich, indem es weiter, differenzierter und komplexer wird, aber in der Substanz bleibt es, was es immer war: ein aus alten Erfahrungen und deren Weitergabe entstandener Kompass, der uns sagt, was wir straflos tun dürfen und was nicht.

Dieses Gesetzbuch wird nicht durch Erziehung weitergegeben, und es ist auch kaum beeinflussbar durch Erziehung. Die Werte und Normen, die in einer Gruppe gelten, *wissen* wir jenseits aller Erziehung. Das Gewissen funktioniert wie ein Instinkt. Sobald wir in einer neuen Gruppe sind, nehmen wir wahr, was man in dieser Gruppe darf und was nicht. Und wenn wir weiter dazugehören wollen, machen wir uns diese Regeln zu Eigen.

Ich habe mich zum Beispiel über viele Jahre hinweg einer spirituellen Gruppierung zugehörig gefühlt, die danach strebte, alle gesellschaftlichen Konditionierungen, alle verinnerlichten Werte und Normen, die gesamte Vergangenheit mit ihren Festlegungen und Einschränkungen hinter sich zu lassen und ganz im Hier und Jetzt zu leben, nur der eigenen Bewusstheit verpflichtet. Mit zwei grundlegenden Einschränkungen – dass nämlich das Alte gewürdigt und die Wirkung des eigenen Handelns gesehen werden muss – halte ich dies auch heute noch für richtig. Es gab in dieser Gruppierung auch tatsächlich keinerlei Zwang, man war völlig frei. Aber diese Perspektive war zur heimlichen Gruppennorm geworden: Man hatte kein Gewissen, keine alten Werte und „Konditionierungen" mehr zu haben, und wenn sich, was natürlich dauernd der Fall war, doch welche zeigten, musste man hart daran arbeiten, sie wegzubekommen. Ich habe das sogar recht schnell bemerkt, mich aber nicht getraut, es öffentlich zu sagen (privat schon), aus Angst, dann nicht mehr dazuzugehören. Anderen ging es ähnlich. Auf diese Weise entsteht dann sehr schnell eine Art Gruppenzwang, der sich heimlich durchsetzt und dem sich alle fügen, ohne dass jemand etwas verordnet. Wenn ich heute mit alten Freunden aus dieser Zeit darüber rede, wundern wir uns, wie blind wir in diese Falle getappt sind, sind uns aber auch einig, dass es eine gute Lehre war.

Das Gewissen ist eine Art innerer Kompass, der uns zur Orientierung dient. Allgemein gesprochen hat es die Funktion, eine Gruppe zusammenzuhalten. Das ist nicht nur für den Erhalt der Gruppe notwendig, sondern auch für das Überleben des Einzelnen, denn ohne die Gruppe (die Familie) wären wir gar nicht lebensfähig. Daher hat man ein schlechtes Gewissen, wenn man sich von seiner Familie und deren Werten löst. Das hängt wahrscheinlich damit zusammen, dass die Zugehörigkeit zur Gruppe über hunderttausende von Jahren das Überleben sicherte: Wenn einer ausgeschlossen wurde, war er quasi tot. Schlimmer sogar: die schlimmste Strafe war in vielen Gesellschaften oder Stämmen nicht der Tod, sondern die Verbannung, also der Ausschluss aus der Gruppe.

Die Gruppe und deren enger Zusammenhalt hat es erst möglich gemacht, dass die Menschheit dahin gekommen ist, wo sie heute ist. Diese Erfahrung steckt uns in jeder Zelle. Das ist so etwas wie ein *Urüberlebenswissen*: Wenn wir ausgeschlossen werden, sind wir verloren. Obwohl wir heute denken, als Einzelne überleben zu können – wenn man genau hinschaut, sind wir als Einzelne von dem, was andere getan haben und tun, noch genauso abhängig (wenn nicht gar abhängiger) wie vor Urzeiten. Wir sind nur nicht mehr so eng zusammen wie früher. Und lebensgeschichtlich ist es ja immer noch so, dass der einzelne Mensch ohne die Fürsorge anderer (und diese anderen sind in mehr als neunzig von hundert Fällen immer noch die Eltern) nicht überleben und heranwachsen kann.

Deshalb hat jeder in der Tiefe ein unglaublich starkes Bedürfnis, dazuzugehören zu der Gruppe, aus der er hervorgegangen ist. Das ist die Familie und die Sippe und – im weitesten Sinne – auch die Nation. Dieses Bedürfnis fühlen wir als Gewissen. Das, was wir Gewissen nennen, ist eigentlich etwas, was uns anzeigt: Gehöre ich noch dazu? Wir haben dann ein schlechtes Gewissen, wenn wir gegen die Werte unserer Familie verstoßen haben und daher fürchten müssen, ausgeschlossen zu werden.

Wir fühlen uns zum Beispiel schuldig, wenn wir es uns gut gehen lassen, während ein anderer aus unserer Familie leidet. Umgekehrt fühlen wir uns oft gut und unschuldig, wenn wir ein Leid, das jemandem aus unserer Gruppe zugefügt wurde, vergelten, indem wir den (vermeintlichen) Tätern und ihrer Gruppe Leid zufügen. Jede Woche hören wir von einem Selbstmordattentat in Israel – haben die Täter ein gutes oder ein schlechtes Gewissen? Natürlich ein gutes! Sie fühlen sich als Märtyrer, die für ihre Familie, ihre Sippe oder ihr Volk sterben. Ebenso wie die israelischen Besatzer, die Attentäter des 11. September, die amerikanischen Kriegsstrategen und Soldaten.

Das Gewissen – in diesem Zusammenhang und Verständnis – hat also nichts mit irgendeiner Form von höherer Moral zu tun, also mit gut und böse – so wie es vielfach gesehen wird. Die Berufung auf höhere Werte dient lediglich dazu, die eigene Gruppe gegenüber anderen herauszuheben und somit ihr Überleben zu sichern. Das Gewissen ist nicht mehr und nicht weniger als eine Art *Gleichgewichtsorgan*, das uns sagt, *was wir tun dürfen oder nicht tun dürfen, um zu unserer Familie oder Sippe dazuzugehören*. Wir haben ein gutes Gewissen und fühlen uns unschuldig, wenn wir im Einklang mit dem sind, was in unserer Familie (oder einer Gruppe, die an ihre Stelle getreten ist) als gut gilt. Wir haben ein schlechtes Gewissen, wenn wir so handeln, dass wir fürchten müssen, ausgeschlossen zu werden. Man kann dies in den Familienaufstellungen ganz klar beobachten.

Das gilt über die Familie hinaus für jede Gruppe – wir haben in jeder Gruppe, zu der wir gehören oder gehören wollen, ein eigenes Gewissen. Daher kommen wir sofort in einen inneren Konflikt, wenn die Zugehörigkeit zur einen Gruppe etwas erfordert, was die Zugehörigkeit zu einer anderen gefährdet. Am stärksten bindet uns das Gewissen aber an die Herkunftsfamilie, da wir ihr das Leben verdanken und daher immer in ihrer Schuld sind.

Die Bindung an die eigene Gruppe dient zweifellos dem Überleben, und zwar sowohl menschheitsgeschichtlich als auch in der Lebensgeschichte des Einzelnen. Und sie dient beidem: dem Überleben der Gruppe und dem Überleben des Einzelnen. Aber sie hat auch eine Kehrseite (oder mehrere): Sie trennt. Indem sie bindet, trennt sie von den anderen. Indem sie sagt, was in einer Gruppe erlaubt ist und was nicht, schließt sie bestimmte Dinge und Verhaltensweisen aus – und damit auch die Menschen, die diese Dinge tun. Manchmal schließt sie sogar Gedanken und Meinungen aus, die der Gruppe gefährlich erscheinen. Indem sie die eigenen Werte über die der anderen stellt, führt sie zum Konflikt und letzten Endes auch zum Krieg.

Das kollektive Gewissen
Von diesem persönlichen Gewissen unterscheidet Bert Hellinger eine zweite Gewissensebene, das *kollektive Gewissen*. Dieses kollektive Gewissen fühlen wir nicht, wir können es nur an seinen Wirkungen erkennen. Es gehört nicht zum Einzelnen, sondern regelt das Gleichgewicht der Gruppe, des Kollektivs. Es dient Ordnungen, die uns vorgegeben sind. Diesen Ordnungen können wir uns nicht entziehen, das kollektive Gewissen verschafft ihnen unbarmherzig Geltung. Die wichtigsten Ordnungen sind:
– der Ausgleich von Geben und Nehmen
– die Ordnung nach der Zeit und
– die Vollständigkeit der Gruppe (das Recht jedes Gruppenmitglieds auf Zugehörigkeit).

Da das kollektive Gewissen ein Gruppengewissen ist, dient es ausschließlich den Interessen der Gruppe, d.h. es setzt

die genannten Ordnungen auf der Gruppenebene durch. Das hat zur Folge, dass wir es
a) nicht fühlen und es
b) keine Rücksicht darauf nimmt, welche Person aus einer Familie für die Wiederherstellung der Ordnung in den Dienst genommen wird.

Der *Ausgleich von Geben und Nehmen* ist ein Grundelement menschlicher Beziehungen, im Guten wie im Schlimmen. Wenn wir etwas bekommen haben, fühlen wir uns dem Geber gegenüber in der Schuld, wenn uns (oder einem Familienmitglied) etwas angetan wurde, fühlen wir uns im Recht, wenn wir dem Täter auch etwas antun. Dies fühlen wir auf der Ebene des persönlichen Gewissens, und in der Regel versuchen wir auch persönlich einen Ausgleich herzustellen. Das kollektive Gewissen nimmt uns aber auch in die Pflicht, wenn auf der Ebene der gesamten Gruppe etwas nicht ausgeglichen ist, wenn zum Beispiel der Vater jemandem einen schweren Schaden zugefügt hat, ohne dies auszugleichen. Dann „büßen" die Kinder oder Enkelkinder dafür.

Am klarsten haben dies die vielen Aufstellungen mit Nachkommen aus Nazi-Familien gezeigt. Sofern die unmittelbar Betroffenen sich ihrer Schuld nicht restlos gestellt und die Toten betrauert haben, tragen die Nachkommen an ihrer Schuld. So hatte zum Beispiel eine junge Frau panische Angst um ihre beiden Kinder. Sie hatte keinen Grund dafür, aber der Gedanke ließ sie nicht los, dass die Kinder sterben müssten. Eine Aufstellung brachte ans Licht, dass ihr Großvater als SS-Mann jüdische Frauen und Kinder ermorden ließ. Schon ihr Vater hatte diese Schuld durch Selbstmord zu sühnen versucht. Der Friede war aber nicht durch Sühne zu erlangen, sondern kehrte erst ein, nachdem sie die ermordeten Kinder angeschaut, um sie geweint und sich vor ihnen und ihren Müttern verneigt hatte.

Eine ähnliche Dynamik finden wir bei reichen Familien, deren Reichtum auf grobem Unrecht, Betrug oder gar dem Tod anderer Personen beruht. Manchmal (in leichteren Fällen) verlieren die Nachkommen das Vermögen ganz plötzlich (zum Beispiel beim Spiel oder durch Spekulation), manchmal herrscht in den Familien Sucht und Depression, oder es gibt viele Selbstmorde oder rätselhafte Todesfälle. Dies kann sich über viele Generationen hinziehen. So zeigten sich in Amerika (in Nord- wie in Südamerika) in vielen Aufstellungen die Folgen von Sklavenhaltung und Sklavenhandel bis heute. Es wäre sicher sehr interessant, die politische Lage in Amerika einschließlich der US-amerikanischen Weltpolitik einmal unter diesem Gesichtspunkt zu betrachten.

Die *Ordnung nach der Zeit* besagt, dass *innerhalb* einer Gruppe diejenigen Vorrang haben, die zuerst da waren. Also die Eltern vor den Kindern, die älteren Geschwister vor den jüngeren, die erste Frau vor der zweiten usw. *Zwischen* verschiedenen Gruppen und Systeme hat jedoch das neue System Vorrang vor den früheren – also die Gegenwartsfamilie vor der Herkunftsfamilie, eine zweite Familie vor der ersten usw. Gegen diese Ordnungen verstoßen wir oft völlig unbewusst und manchmal mit gutem persönlichem Gewissen, aber sie setzen sich hinter unserem Rücken ohne Ansehung der Person durch – wie die berühmte „unsichtbare Hand" im wirtschaftlichen Marktgeschehen.

Im Sinne der *Vollständigkeit der Gruppe* schließlich wacht das kollektive Gewissen darüber, dass niemand aus der Familie ausgestoßen wird. Jeder, der einmal dazugehörte (dazu gehören auch tot geborene Kinder), gehört für immer dazu. Und jeder, mit dem eine neue Bindung eingegangen wird, gehört ebenfalls dazu (und damit alles, was diese Person aus ihrer Familie mitbringt). Wenn also jemand unter dem Einfluss des persönlichen Gewissens ausgeschlossen oder verdrängt wurde (weil er etwas getan oder erlitten hat, was sich in dieser Gruppe nicht gehörte), so sorgt das Gruppengewissen dafür, dass diese Person in Erinnerung bleibt. Es tut dies dadurch, dass es sie durch Nachkommen vertreten lässt. Wenn also (zum Beispiel) eine Frau aus einer Familie ausgeschlossen oder im Familienbewusstsein verdrängt wurde, weil sie ein uneheliches Kind bekommen hat, wird eine spätere Frau (eine Nichte oder Tochter oder Enkelin) diese Frau unbewusst nachahmen und ebenfalls ein uneheliches Kind bekommen oder einen „unsittlichen" Lebenswandel führen – vielleicht mit dem Gefühl, dass sie dies eigentlich gar nicht will, dass es nicht „ihres" ist. Es spielt dabei noch nicht einmal eine Rolle, ob sie von der Existenz der Vorfahrin überhaupt etwas weiß. Das kollektive Gewissen benutzt den Einzelnen einfach, um die Vollständigkeit der Gruppe zu wahren.

Zu dem, was das kollektive Gewissen schützt, gehören auch die Ereignisse, die der Gruppe zustoßen oder zugestoßen sind. Vor allem schlimme Ereignisse werden gerne verdrängt (und mit ihnen die darin verwickelten Personen). Dieses Verdrängen schadet aber der Überlebensfähigkeit und dem Wachstum der Gruppe. Daher wiederholen sich solche Ereignisse über Generationen hinweg, bis sie gesehen und angenommen werden. Wenn also ein Familienmitglied ausgeschlossen wird, um ein tragisches Ereignis innerlich fernzuhalten – zum Beispiel, wenn ein Kind früh gestorben ist und es für die Eltern zu schrecklich ist, diesem Tod in die Augen zu schauen –, sorgt das kollektive Gewissen dafür, dass ein später geborenes Kind, vielleicht sogar ein Kind aus einer späteren Generationen, diesen Platz einnimmt. Das heißt, dieses Kind hat nichts getan, es kann nichts dafür, und es wird trotzdem in den Dienst der Sippe genommen, damit dieser Platz wieder ausgefüllt wird. Das erklärt auch solche Dinge, wie dass jemand eine frühere Geliebte oder Freundin des Vaters oder den gefallenen Verlobten der Mutter vertritt, der im inneren Bild der neuen Familie keinen Platz bekommen hat. Dann wird man vom kollektiven Gewissen in den Dienst genommen.

Da das kollektive Gewissen nicht den Einzelnen, sondern die Gruppe als Ganzes steuert, wird es vom Einzelnen, wie gesagt, nicht gefühlt. Deshalb können die Verstrickungen, persönlichen Probleme oder Krankheiten, die daraus folgen, auch nicht wahrgenommen werden, solange man nur auf den Einzelnen, sein Problem und seine Entwicklungsgeschichte schaut. Wir können es nur wahrnehmen, wenn wir ihn als Teil einer größeren Gruppe, als Teil der Familie, anschauen. Wir müssen also auf die ganze Familie schauen, wie es bei den Familienaufstellungen geschieht. Dann zeigen sich sozusagen die Leerstellen im System, und es zeigt sich, wie die später Geborenen diese Leerstellen zu füllen versuchen, ohne dies zu wissen und zu wollen. Wenn man dann die Originale (die ursprünglichen, ausgeschlossenen oder verdrängten Personen) und die Ereignisse, mit denen dieser Ausschluss zusammenhing, wieder an ihre Plätze stellt und würdigt, ist die Verstrickung vorbei, weil das Systemgleichgewicht (die Ordnung) wiederhergestellt ist.

Die Forderungen, die „das Gewissen" stellt, sind jedoch teilweise widersprüchlich. Konflikte können zwischen den beiden Gewissensebenen bestehen, aber auch zwischen den einzelnen Forderungen auf derselben Ebene. In einer Aufstellung können sie jedoch sichtbar gemacht und bis zu einem gewissen Grade miteinander versöhnt werden. Allerdings nur „bis zu einem gewissen Grade", weil der Widerspruch zwischen den Anforderungen der verschiedenen Gewissen manchmal nur auf einer höheren Ebene auszugleichen ist, nämlich der Seele. Dem folgt die Entwicklung der Hellinger-Arbeit von den „Ordnungen der Liebe" (die im wesentlichen Ordnungen des Gewissens sind) zu den „Bewegungen der Seele".

Die Seele

Mit dem Thema „Seele" begeben wir uns, was Psychologie und Psychotherapie betrifft, auf vermintes Gebiet. Denn obwohl sie aus der Beschäftigung mit seelischen Krankheiten hervorgegangen sind, meiden sie dieses Wort heute. Aber jeder Mensch empfindet sich als beseeltes Wesen, und daher ist es nicht verwunderlich, dass sich ein breites Feld von therapeutischen und spirituellen Ansätzen etabliert hat, die sich der Seele in verschiedenster Weise zuwenden.

Dies hat auch evolutionsgeschichtliche und (in einem engeren Sinn) historische Gründe. Die Bindungskraft des (persönlichen) Gewissens nimmt nämlich ab, und damit auch die Bindungskraft von Religionen und Ideologien. Zunächst einmal einfach dadurch, dass der Mensch sich heute in so vielen verschiedenen Gruppen bewegt, dass die Selbstverständlichkeit der Werte, mit denen er aufgewachsen ist, nicht mehr gegeben ist. Wenn schon in einer Schulklasse Kinder verschiedenster Rasse, Religion, Kultur mit den jeweils entsprechenden Wertvorstellungen zusammentreffen, steht das Eigene immer zur Disposition. Wer einigermaßen wach in die Welt schaut, kann sich nicht mehr gewiss sein, dass seine übernommenen Werte die richtigen oder die besten sind. In Europa kommt hinzu, dass die Erfahrung zweier Weltkriege gezeigt hat, wie verheerend die Idee der Überlegenheit der eigenen Werte, der eigenen Ideologie, Rasse oder Klasse und des eigenen Glaubens sich auswirkt. Die seit den Sechzigern sich häufenden Klagen über den Werteverfall in den entwickelten Gesellschaften sind ein Indiz für diese abnehmende Bindungskraft des Gewissens und ihrer (positiven wie negativen) Folgen.

Diese abnehmende Bindungskraft ist aber weder aufzuhalten noch ein Unglück, denn eine weltweit verflochtene Menschheit braucht die gegenseitige Anerkennung der Gleich-wertigkeit. Entweder wir halten dies aus, oder es kommt zu bar-

barischen Rückfällen, ohne dass diese dauerhaft den Prozess aufhalten könnten. Wenn ich aber die Werte der anderen gegenüber meinen eigenen als gleich-wertig und gleich-gültig anerkenne, dann können meine eigenen mich nicht mehr wirklich binden. Dann kann ich durchschauen, dass lediglich der Wunsch nach Zugehörigkeit zur eigenen Gruppe mich noch bindet. Der Ruf nach stärkerer Wertorientierung führt daher ins Leere. In dieser Situation brauchen wir keine *Re*-Orientierung, sondern eine *andere, weiterführende* Orientierung. Dies könnte die Orientierung an der Seele sein.

Was ist nun die Seele, wie verstehen wir diesen Begriff beim Familienstellen? Ich werde sie nicht definieren, man kann dies nur andeuten. Denn die Seele ist etwas, das uns umfasst. Sie ist wesenhaft etwas Unbegrenztes, daher kann man sie nicht in eine Definition (was nichts anderes bedeutet als „Eingrenzung") sperren.

Bert Hellinger hat die Beschreibungen von Seele und Gewissen Schritt für Schritt aus der unmittelbaren Anschauung des Familienstellens entwickelt. Die Konturen dieser beiden uns steuernden Elemente werden erst allmählich klarer. Der wesentliche Unterschied scheint mir zu sein, dass das Gewissen bindet, *indem es trennt*, während die Seele nur *ver*bindet. Im Gewissen sind immer gut und böse (Schuld und Unschuld), richtig und falsch, wir und die anderen geschieden. Das Gewissen beruht auf *Unter*scheidung und verlangt daher eine *Ent*scheidung. In der Seele gibt es weder das eine noch das andere. Es gibt keine Unterscheidung, und man muss sich nicht für oder gegen etwas entscheiden.

Seele ist einfach das, was verbindet, ohne zu trennen. Oder das, in dem alles *ist*. Daher bindet sie auch nicht, sie verbindet nur. Sie ist das, was ein Ganzes oder Ganzheit schafft. Sie verbindet Ganzheiten mit Ganzheiten. Sie weist immer über uns hinaus auf das, wozu wir gehören. Deshalb sagt Hellinger: Wir *haben* nicht eine Seele (in uns), sondern wir *sind in* einer

Seele. Seele ist das, was uns umfasst, uns bewegt und über uns hinausweist. In diesem Sinne kann man zwar Ebenen der Seele unterscheiden (wie individuelle Seele, Gruppenseele, große Seele), aber diese Ebenen bedeuten keine Trennung. Es sind lediglich unterschiedlich weit gefasste Ebenen der Integration. Die Seele ist etwas grundsätzlich Offenes, Unbegrenztes und Unbegrenzbares – unsere Ausdehnung in die Welt.

Das ist keine Theorie. Jeder kann dies in der Aufstellungsarbeit sehen, und jeder kann dem bei sich selbst nachspüren. Wenn Sie Kontakt mit Ihrer Seele aufnehmen, wenn Sie jetzt, wo Sie dies lesen, einmal kurz innehalten und zu Ihrer Seele hinspüren, werden Sie wahrnehmen, wie sich in Ihrem Innern etwas weitet. Sie brauchen dazu kein Konzept oder Bild über die Seele, allein das Wort genügt, um etwas in Ihnen zu öffnen. Wenn Sie sich ganz darauf einlassen, tut sich ein weiter, offener Raum auf, in dem die Begrenzungen verschwinden. Das ist Seele.

Für das Familienstellen bedeutet das, dass wir, wenn wir die Seelenebene einbeziehen, alles Trennende überschreiten. Das ist in den letzten Jahren in jenen Aufstellungen deutlich geworden, die Bert Hellinger „Bewegungen der Seele" genannt hat. Diese Aufstellungen unterscheiden sich von den herkömmlichen durch zwei Elemente: Erstens greift der Therapeut fast gar nicht in den Prozess ein; die Stellvertreter folgen still ihren inneren Bewegungen, es wird kaum gesprochen, und die Lösungen sind oft eher Hinweise auf weitere (innere) Bewegungen als umfassende statische Lösungsbilder. Zweitens lösen sich in diesen Aufstellungen die Grenzen zwischen den (durch das Gewissen getrennten) Gruppen, zwischen Gut und Böse, zwischen Täter und Opfer, oft auf, und es leuchtet eine Einheit auf einer tieferen Ebene auf, in der diese Unterscheidungen keinen Platz mehr haben.

Diese Art von Aufstellungen bringt besonders dort neue Einsichten, wo sich Täter und Opfer oder verfeindete Gruppen scheinbar unversöhnlich gegenüberstehen, also bei Kriegsereignissen, Mord, Vergewaltigung usw. Um dort zu Lösungen zu gelangen, muss man über die Gewissensebene hinausgehen. Dies kann jedoch nur gelingen, wenn uns klar ist und wir würdigen, dass wir dem Gewissen unser Leben verdanken.

Seit Bert Hellinger die „Bewegungen der Seele" entdeckt hat, gibt es unter Aufstellern eine gewisse Tendenz – ich formuliere das jetzt etwas überspitzt –, die Bewegungen der Seele als „gut" und die des Gewissens als „schlecht" zu bewerten. An manchen Orten finden sich Formulierungen der Art, dass es darum gehe, die Begrenzungen des Gewissens zu überwinden. Damit einher geht die Absicht, die Aufstellungsarbeit als Friedensarbeit, Versöhnungsarbeit oder spirituelle Arbeit einzusetzen. Damit stünde das Familienstellen jedoch nicht mehr im Dienst der Wirklichkeit, sondern würde zu einem absichtsvollen Weltverbesserungsinstrument. Das funktioniert erstens nicht und ist zweitens selbst Ausdruck einer Gewissensbewegung, die zwischen „gut" und „schlecht" (böse) unterscheidet. Wenn wir nicht aufpassen, schleicht sich auf diese Weise unter dem Deckmantel der „Bewegungen der Seele" heimlich wieder das Gewissen und die Moral in das Aufstellen ein. Die Aufstellungsarbeit *ist* Friedens- und Versöhnungsarbeit, und sie *ist* spirituell, aber nicht, weil sie etwas überwinden und irgendwo hinwill, sondern weil sie allem Raum gibt, was ist. Mit dieser Zustimmung *geschieht* eine Überwindung.

Tatsächlich stoßen wir mit dem Gewissen an Grenzen, und tatsächlich treibt uns die Bewegung der Seele über diese Grenzen hinaus. Denn die Seele ist, obwohl sie nichts Persönliches ist, der Grundantrieb zur Individualisierung. Gruppenbindung und Gewissen halten uns im Kollektiv und innerhalb der Werte, die sich für das Kollektiv (in der Vergangenheit!) als gut erwiesen haben. Wer seiner Seele folgt, lässt dies hinter sich. Er ist daher zugleich allein – nämlich nicht mehr Teil der Gruppe – als auch verbunden – dem größeren Ganzen (zu dem auch die alte Gruppe gehört). Dies ist freilich eine Individualisierung, die sich nicht vom Anderen (auch nicht vom Gewissen) abgrenzt, sondern ein natürlicher Prozess ist und der ursprünglichen Bedeutung des Wortes Individuum folgt: das Unteilbare, das Nicht-Fragmentierte, das Ganze. Dieses Ganze schließt aber die Gewissen ein, nicht aus. Nur dann können wir von Entwicklung und Wachstum sprechen, denn Wachstum schließt immer alles Frühere mit ein.

Wer also seiner Seele und deren innerer Bewegung folgt, fühlt sich nicht besser als die anderen. Nicht überlegen. Er sieht einfach, dass alles dazugehört, und folgt dem, was für ihn zu tun ist. Ohne Bewertung, ohne Urteil. Er folgt seiner eigenen Umlaufbahn, und zwar aus keinem anderen Grund als dem, dass es seine Umlaufbahn ist.

Und woher weiß ich, was meine Umlaufbahn ist, ob ich auf dem Weg meiner Seele bin? An genau diesem Gefühl des Nicht-Besser-Seins. Wer sich auf seinem eigenen Weg besser, besonders im Recht oder erwählt fühlt, der folgt nicht seiner Seele, sondern einem heimlichen Gewissen. Denn es ist das Charakteristische des Gewissens, dass es sich immer auf andere bezieht, dass ihm immer die Trennung zwischen dem Eigenen und dem Anderen anhaftet. Die Bewegung der Seele ist still und demütig, oft sehr schwer, aber immer weit.

Man kann dies in den Aufstellungen beobachten. Die Stellvertreter dort folgen keiner Theorie über die Seele, das Gewissen oder Ähnliches. Sie folgen der Bewegung, die sich ihnen von innen her aufdrängt. Im Idealfall *werden* sie einfach bewegt. Wenn das, was sie bewegt, die Seele ist, ist dies eine ganz sachte, vorsichtige, nach innen gekehrte Suchbewegung. Dabei fühlt es sich oft so an, als ob man im Zeitraffer die gesamte Lebensgeschichte eines Menschen durchlebt, vor allem auch die darin enthaltenen Gewissenskonflikte und die Spannung zwischen Gewissen und Seele. Man spürt dann auch, welch gewaltiger Schritt es ist, über die Gewissensbindung hinauszugehen und der Seelenbewegung zu folgen. Ich möchte dies an einer eigenen Erfahrung illustrieren, die ich als Stellvertreter in einem Kurs Bert Hellingers gemacht habe.

Ein preußischer Gutsbesitzer hatte vor der heranrückenden Roten Armee ausgeharrt und eine Flucht nach Westen abgelehnt, weil er immer noch auf den Endsieg hoffte. Die Russen haben dann seine siebzehnjährige Tochter gefangen genommen und in ein russisches Gefangenenlager verschleppt, wo sie mehrere Jahre verbringen musste und erst freigelassen wurde, als sie krank und arbeitsunfähig war. Ich werde aufgestellt als „einer von denen, die den Endsieg verhindert haben" (gefühlt habe ich mich wie ein russischer Offizier). Als die Tochter nach einiger Zeit vor mich gestellt wird, schaue ich ihr hart in die Augen. Tatsächlich schaue ich jedoch nicht *sie* an. Mein Blick durchbohrt sie eher und geht durch sie hindurch auf etwas Entferntes. Zu ihr fällt mir nur ein Wort ein: *Beute!* Als sie, einem Vorschlag Bert Hellingers folgend, zu mir und meinem neben mir stehenden Kameraden sagt: „Bitte haltet mich am Leben", rührt sich nichts in mir. Sie ist Beute, sonst nichts. Ich bin von unerbittlicher Härte. Hellinger führt sie weg, ohne dass es mich interessiert. Nach ein, zwei Minuten zieht und dreht eine starke Kraft meinen rechten Arm nach hinten. Ich folge der Bewegung. Eine wahnsinnige Wut presst meine Hand zur Faust, der Arm zieht nach hinten, wie wenn er zum Schlag ausholt, es zieht meinen ganzen Körper mit, bis ich mit einem lauten Schrei hinterrücks zusammenbreche. In meinem Innern tobt ein kaum auszuhaltender Kampf: In der Tiefe spüre ich, dass ich, um innerlich zur Ruhe zu kommen und meinen Seelenfrieden zu finden, das junge Mädchen (und mit ihr alle Deutschen) anschauen – und das heißt: als *Menschen* ansehen – müsste. Dagegen steht ein verzweifeltes „Nein!", das meinen Körper verdreht und mich vor Schmerz und Zerrissenheit schreien lässt. Ich kann und will das nicht!

Nicht, bevor die eigenen Toten gesehen und gewürdigt sind! Aber noch nicht einmal das kann ich ihnen sagen, da müssen sie selbst drauf kommen.

Es ist, therapeutisch gesprochen, ein Konflikt zwischen der Bewegung des Gewissens und der Bewegung der Seele, der mich zerreißt. In der Tiefe meiner Seele weiß ich, welche Bewegung sie möchte – das Hinschauen zu den Feinden, sie anschauen von Mensch zu Mensch. Aber die Bewegung des Gewissens verbietet es. Es wäre Verrat an den eigenen Toten, den eigenen Opfern, für die ich kämpfe und gekämpft habe. In der Aufstellung dreht sich mein Körper nach einiger Zeit von den anderen Personen weg. Ich schaue mit leerem Blick auf den Boden hinter mir, dorthin, wo die geschundenen Mütter und Töchter Russlands stehen oder liegen müssten. Ich müsste zu ihnen, mit ihnen weinen und ihre Erlaubnis erhalten, die Frauen der anderen Seite als Frauen wie sie anzuschauen. Dazu müssten diese sich erst vor den Frauen Russlands verneigen. Dann wäre, vielleicht, Frieden möglich – für die Völker und für meine eigene geplagte Seele. Aber solange dies nicht geschieht, erleide ich lieber Höllenqualen als nachzugeben.

Systemisch schließe ich daraus, dass die Bewegungen des Gewissens in gewisser Weise Vorrang haben vor den Bewegungen der Seele. Auch wenn Letzteres die weitere und tiefere Bewegung ist, kann sie Erstere nicht umgehen oder übergehen. Die Bewegung des Gewissens muss voll und ganz gewürdigt werden, damit die Bewegung der Seele überhaupt stattfinden kann. Man kann also nicht das eine durch das andere ersetzen, weil man etwa meint, die weitere Bewegung der Seele schließe alles andere mit ein. Dies stimmt zwar, aber sie tut dies nur, wenn die Bewegung des Gewissens voll anerkannt, innerlich ganz ausgeführt und zu Ende gebracht wurde (dies scheint mir besonders wichtig, wenn wir Einsichten aus Aufstellungen mit Bewegungen der Seele auf ethnische oder politische Konflikte und deren Lösung übertragen). Sonst stehen sich beide antagonistisch gegenüber, und die Bewegung des Gewissens siegt. Sie ist – zumindest kurzfristig – die stärkere, auch wenn die andere die tiefere und umfassendere ist.

Die Seele ist das uns Umfassende, und als solche umfasst sie auch das Gewissen und seine Unterscheidungen. Das Gewissen, mit all seinen problematischen Seiten, ist Teil der Seele und Teil der Ganzheit. Der Friede, den wir auf der Seelenebene empfinden, ist nicht der Friede, der im Gegensatz zum Krieg steht. Krieg und Frieden gehören zur Gewissensebene, genau wie gut und böse. Der Friede der Seelenebene enthält beides, den Frieden wie den Krieg, das Gute wie das Böse. Er ist vielleicht ein Echo jener fernen Zeit, in der beides noch nicht geschieden war, in der noch alles ineinander war, ununterschieden und ungeschieden. In den Aufstellungen der „Bewegungen der Seele" begegnet uns dieses Ununterschiedene, dieses Ineinander von allem Seienden. Die Unterscheidungen sind aber das, was das Menschliche ausmacht, sie sind der Treibstoff von Entwicklung. Der Friede auf der Seelenebene setzt diese Unterscheidungen nicht außer Kraft; er setzt die Einheit nicht an die Stelle der Differenz, sondern seine Einheit bejaht und beinhaltet die Differenz.

Das ist es, was uns in den Aufstellungen so tief berührt und zugleich erschreckt: Wir erleben, dass alles sein darf, was ist, und dass der tiefe Friede alles umfasst. Das heißt aber auch, dass er das Böse, den Krieg, den Schrecken umfasst, wie böse und schrecklich es auch sein mag; und dass wir, um zu diesem Frieden (der der einzig wirkliche ist) zu gelangen, dies alles nehmen müssen, wie es ist. Der Friede der Seele ist weder gegen etwas (z. B. gegen den Krieg) noch will er etwas überwinden (z. B. das Gewissen), er *ist* einfach. In der Seele ist Frieden.

KAPITEL 6

Der Dienst: Bert Hellingers Vorgehensweise und Weltsicht

Ich sehe mich als einer,
der Mitmensch ist,
auf der menschlichen Ebene mitschwingt
und vielleicht etwas in Gang bringt.
Ich bin jemand,
der den Einklang sucht,
der bei etwas hilft, was sich im Verborgenen zeigt.

Dem kommen diese Familienaufstellungen entgegen,
indem sie etwas ans Licht bringen.

Aber auch das ist es eigentlich nicht.
Im Grunde fühle ich mich als einer,
der in den Dienst genommen ist für etwas,
das er nicht versteht.

Bert Hellinger

Neue Entwicklungen der Hellinger-Arbeit

Die Arbeit von Bert Hellinger hat in den letzten zwei, drei Jahren (also etwa seit der Jahrtausendwende) eine enorme Entwicklung und Veränderung erfahren. Fast immer führt er den neben ihm sitzenden Klienten zunächst in die Stille. Er bittet ihn einfach, zu schweigen, mal mit geschlossenen Augen, mal, indem er ihn anschaut, mal einfach so, ohne jede weitere Handlung. Diese Stille kann lange dauern, mitunter fünf bis zehn Minuten. Oft bewegt sich dabei etwas beim Klienten – zum Beispiel weint er oder es tritt eine tiefe Entspannung ein – dann kann es sein, dass Hellinger sagt: „Das war's." Und der Klient geht an seinen Platz zurück. Niemand hat etwas verstanden, aber jeder kann sehen, dass etwas geschehen ist, dass in der Seele etwas angestoßen wurde. Was, ist unwichtig, niemand braucht es zu wissen. Fragen dazu werden nicht erlaubt, da sie der Befriedigung der Neugier dienen und dem Klienten nicht helfen. Auch er selbst darf in der Regel nicht nachfragen, denn dann, so Hellinger, „sucht der Geist und nicht die Seele". Und auch der Therapeut sollte dies unterstützen, indem er ebenfalls nicht wissen will – also weder nach-fragt noch nach-denkt noch interpretiert. Damit entsteht ein unterstützendes Feld, in dem sich die Wirkung eines Bildes oder einer Bewegung in der Seele des Klienten ganz entfalten kann.

Wenn der Klient zu sprechen anhebt und der Therapeut sagt: „Warte!", wird das Denken für kurze Zeit unterbrochen. Dieses Denken, das Beschäftigtsein mit dem Problem, seinen vermuteten Ursachen oder eventuellen Lösungen, und das Reden darüber schirmen oft den Zugang zur Seele ab. Zwar kann man auch dann, wenn man einen Klienten lange reden lässt, das Wesentliche heraushören, indem man zum Beispiel auf Mimik, Betonung und ungewöhnliche Wortwahl achtet. Aber die Unterbrechung des ständigen Denkstroms ist ein zumindest ebenso probates Mittel, in vielen Fällen (insbesondere bei eloquenten Klienten) sogar das beste. Dabei entsteht eine Lücke, und in dieser Lücke zeigt sich oft, was die Seele wirklich braucht.

Manchmal deutet sich dies in einer leichten Bewegung beim Klienten an. Oft ist diese fast unmerklich – eine Bewegung der Hand oder der Finger, ein angedeutetes Senken des Kopfes – dann übernimmt Hellinger diese Bewegung, indem er zum Beispiel die Hand auf den Hinterkopf des Klienten legt und dessen Neigung leicht unterstützt. Dieses Übernehmen (das auch die wichtigste Intervention in allen subtilen neuen

Körpertherapien ist) darf nicht aus der Absicht des Therapeuten kommen. Es muss etwas aufgreifen, was von der Seele des Klienten ausgeht und sich in dessen Körper als Bewegung andeutet, und man darf diese Bewegung auch nicht forcieren, sonst kommt es zum Widerstand. Wenn es jedoch ein reines Übernehmen ist, erfährt der Klient es als Unterstützung einer Bewegung seiner eigenen Seele.

Zum Beispiel saß in einem meiner letzten Kurse eine Klientin neben mir, die seit etwa vier Jahren einmal im Jahr an einem Seminar von mir teilnahm. Ich wusste nicht, welches Anliegen sie diesmal zu mir geführt hatte, und ich wollte es auch nicht wissen. Ich bat sie, einfach die Augen zu schließen. Dann nahm ich eine Trauer war, einen traurigen Schmerz, der mit einem Senken des Kopfes einherging. Ich sagte ihr, sie solle einfach der Bewegung folgen, wie sie sich ergibt. Das Weinen wurde tiefer, ihr Oberkörper senkte sich, und schließlich glitt sie vom Stuhl und kniete sich auf den Boden. Da kam mir das Bild, dass es um ihre Mutter ging, und ich nahm, ohne etwas zu sagen, eine Frau aus der Runde und stellte sie vor die kniende Klientin. Nach einer Weile bat ich diese, die Augen zu öffnen. Sie schaute langsam an der Frau hoch, und als sie ihr in die Augen sah, brach ein befreiender Schmerz aus ihr heraus. Sie stand auf, und die beiden umarmten sich lange und innig. Alles geschah wortlos, und ich hatte keine Ahnung, worum es im Einzelnen ging.

Damit habe ich die „Aufstellung" beendet – ohne ein Wort der Erläuterung. Inzwischen hat mir die Klientin geschrieben: „ Mir geht es sehr, sehr gut nach der Arbeit in Nettersheim, und ich bin sehr froh, dass ich die Chance dazu hatte. Viele Dinge, die mich das ganze Jahr über beschäftigt hatten, sind klar geworden, und alles in meinem Leben wird fröhlicher und leichter."

Manchmal folgt nach der Stille aber auch ein kurzes Gespräch über das Thema, das den Klienten bewegt (ein oder zwei ganz kurze Fragen Hellingers und eine ebenso kurze Antwort – nie mehr als zwei, drei kurze Sätze), und eine Aufstellung. In den meisten Fällen ist dies aber keine Aufstellung im klassischen Sinne mehr, wo mehrere Familienmitglieder in einer Beziehungskonstellation zueinander gestellt werden. Bert Hellinger beginnt heute meist mit einer oder zwei Personen. Diese werden kaum mehr „aufgestellt", sondern Hellinger selbst stellt sie einfach mitten in den Raum oder bittet sie, sich dort hinzustellen. Sind es zwei Personen, stellt er sie einfach einander gegenüber. Oder er stellt die Vertreter mehrerer Generationen hintereinander. Dann setzt er sich und lässt sich alles von selbst entwickeln, wobei er aber immer alles im Blick hat und nie die Führung abgibt – auch wenn er dabei nichts tut.

Diese Veränderung der Aufstellungsarbeit hat Bert Hellinger unter dem Begriff „Bewegungen der Seele" zusammengefasst. War dies anfangs mehr eine Ergänzung und Erweiterung der alten Aufstellungsmethode, die in bestimmten Situationen zum Zuge kam, so hat sie sich inzwischen zu Hellingers zentraler Vorgehensweise entwickelt, die das alte Familienstellen weitgehend ersetzt. Die Lage ist jetzt umgekehrt: Die Hellinger-Arbeit folgt sowohl in der inneren Haltung als auch in der methodischen Vorgehensweise grundsätzlich den Bewegungen der Seele und wird in bestimmten Situationen ergänzt um das klassische Familienstellen. Das gilt, wie gesagt, für Hellinger persönlich. Er möchte auch, dass möglichst viele Familiensteller diese Entwicklung mitvollziehen, was von diesen aber nur zögernd aufgegriffen wird. Es geht nämlich um weit mehr als eine methodische Entwicklung, es geht um eine ganz neue Art von Therapie.

Anders als einige Kollegen sehe ich darin jedoch keinen Bruch mit Früherem, keine Abkehr vom Familienstellen, sondern eine tiefe Kontinuität und Schlüssigkeit. Diese Kontinuität erschließt sich einem, wenn man sich vergegenwärtigt, was die phänomenologische Haltung ist, die die Arbeit von Bert

Hellinger von Anfang an prägt. Sie ist der Schlüssel zu dieser Arbeit. Die neueren Entwicklungen sind nichts anderes als eine radikale Vertiefung und Verdichtung dieses phänomenologischen Ansatzes. Insofern, aufgrund dieser Radikalität, sind sie natürlich auch geeignet, den Unterschied zu anderen Denkweisen, Haltungen und Methoden noch deutlicher als früher sichtbar zu machen und zu einer eigenen klaren Haltung herauszufordern.

Die phänomenologische Methode

Ich habe den Eindruck, dass die phänomenologische Haltung das am schwierigsten zu verstehende und auch das herausforderndste Element des Hellinger'schen Familienstellens ist. Manche scheinen zu meinen, phänomenologische Arbeit sei so etwas wie solides therapeutisches Fachwissen plus viel Erfahrung plus Vertrauen in die eigene Intuition plus möglichst große Offenheit für neue, überraschende Entdeckungen. Das sind alles sehr nützliche Eigenschaften, die *jeden* guten Therapeuten ausmachen, aber sie haben nichts mit der phänomenologischen Haltung und Methode zu tun.

Das phänomenologische Vorgehen ist eine andere, ganz eigenständige Methode – also nicht nur eine Ergänzung herkömmlicher Methoden durch möglichst viel Intuition und Offenheit für Neues, sondern eine andere Haltung, ein anderer Ausgangspunkt, eine andere Sichtweise, ein anderes Vorgehen. Der phänomenologische Therapeut oder Berater hat kein Konzept, keine Strategie. Er setzt sich offen, ohne Absicht, der Wirklichkeit aus, wartet, was diese Wirklichkeit zeigt, und handelt (spricht) dementsprechend, ohne darüber nachzudenken. Die Kraft kommt dabei aus der Wirklichkeit selbst, nicht etwa aus dem Wissen des Therapeuten. Eher aus seinem Mut, sich dem Nicht-Wissen auszuliefern. Der Therapeut muss sich dabei, wie Bert Hellinger mit Bezug auf den altchinesischen Weisen Laotse formuliert, „in seine *leere Mitte"* zurückziehen und von dort aus auf den Klienten und sein System *„schauen"*. Dieses *Schauen* ist ein eher passiver als aktiver Vorgang. Man macht sich *kein Bild* vom Klienten, ordnet ihn und sein Problem nicht ein, sondern schaut einfach hin und wartet, was auftaucht. Dabei muss man mit der Seele des Klienten in Kontakt sein und sich der Lösung unterwerfen, die von dort erscheint. Dann handelt man sofort, ohne zu reflektieren, oft auch ohne zu verstehen. Die Einsicht kommt erst später, und man überprüft das Gesagte oder die Handlung an der Wirkung.

Grundsätze der phänomenologischen Haltung
Hellinger hat drei Grundsätze aufgestellt für die innere Haltung des Therapeuten im phänomenologischen Prozess: *ohne Furcht, ohne Absicht* und *ohne Liebe*.

„Ohne Furcht" heißt: Was immer bei der Aufstellung herauskommt – der Therapeut darf nicht versuchen, das in irgendeiner Weise abzumildern. So habe ich kürzlich in einem Kurs bei einem Paar das Bild gehabt, dass die Beziehung vorbei ist. Sie wollten an der Beziehung arbeiten, aber ich habe nur gesagt: „Meine Wahrnehmung ist: Die Beziehung ist vorbei." Ohne Abschwächung, ohne Relativierung, ohne Erklärung. Und ich habe keine Aufstellung gemacht. Der Mann hat nach einer Erklärung gefragt, wollte wissen, wie ich zu dieser Aussage käme. Ich habe gesagt: „Ich weiß es nicht, es ist einfach mein Bild, und ich teile es euch mit."

Viele halten ein solches Vorgehen für autoritär oder überheblich. Ich kann dies nachvollziehen, wenn man das nur so hört oder liest. Wenn man jedoch dabei ist und genau hinschaut, kann man sehen, dass der Therapeut, der so vorgeht, sich selbst und den Klienten achtet und ernst nimmt. Im vorliegenden Fall habe ich die *Paarbeziehung* ernst genommen, und dies hatte eine unmittelbare Wirkung: Die beiden wurden sehr ernst, was sie vorher in Bezug auf ihre Beziehung nicht waren. Genau dies war das Problem: Sie *spielten* Beziehung. Es wurde ihnen schlagartig klar, dass *sie* die Verantwortung für die Beziehung hatten. Hätte ich eine Aufstellung gemacht, wäre das alte Spiel weitergegangen. Vielleicht ist dies ja doch noch der Beginn einer guten Beziehung – mich würde es freuen, ich habe bei solchen Äußerungen (ebenso wie Bert Hellinger) keinen Wahrheitsanspruch.

„Ohne Absicht" bedeutet, dass man nicht auf etwas Bestimmtes hinauswill – zum Beispiel eine Ehe retten, eine Krankheit heilen oder jemandes Leben retten. Es bedeutet also auch, zu arbeiten ohne die Absicht, in einem persönlichen Sinne zu helfen. Dazu muss man, zumindest in der konkreten Beratungssituation, in der Lage sein, über die Grenzen und Bindungen des Gewissens hinauszugehen und sich von der Seele leiten zu lassen, denn: „Ohne Absicht kann nur der sein, der seine Vorstellungen von Gut und Böse aufgegeben hat. Er kämpft nicht für das Gute und nicht für das Böse, weder noch. Alles, was ist, ist ihm recht. Das Leben ist ihm recht. Der Tod ist ihm recht. Das Glück ist ihm recht. Das Leid ist ihm recht. Der Friede ist ihm recht und der Krieg. Weil er so durchlässig ist, fügt sich etwas, ohne sein Zutun, zum Guten" (Hellinger 2001, 32).

Natürlich wendet sich der Klient an den Therapeuten mit einer bestimmten Absicht, und ich muss diese Absicht auch achten. Aber wenn ich mich darauf einlasse, bin ich gefangen. Zum Beispiel war bei mir ein Paar, wo die Frau eine Muskelerkrankung hatte, die in ganz kurzer Zeit zum Tod führt. Die Frau war gerade dreißig und noch vor einem Jahr topfit gewesen, aber sie wusste, dass sie bald sterben würde, und stellte sich dem mit einer ganz großen Kraft und Gelassenheit – sie strahlte zeitweise eine Freude und Liebe aus, die schon nicht mehr von dieser Welt schien und alle Kursteilnehmer tief berührte. Ich wäre ihr nicht gerecht geworden, hätte ich nicht den Mut gehabt, mit ihr auf ihren Tod zu schauen, und zwar ohne etwas zu beschönigen, ohne zu trösten und ohne die Absicht, etwas zu wenden. Nur in dieser Haltung konnte ich ihr dort begegnen, wo ihre Seele bereits war, und ihr damit vielleicht ein klein wenig helfen bei ihrem Übergang.

Ihr Mann war dazu nicht in der Lage. Er wollte sie um jeden Preis am Leben halten, er kämpfte verzweifelt um ihr Leben. Damit hinderte er sie mehr, sich dem, was vor ihr lag, ganz zu überlassen, als dass er ihr half. Ich konnte ihn verstehen und mit ihm fühlen, aber ich habe mich nicht auf seine Ebene begeben, ich durfte mir seine Absicht nicht zu Eigen machen. Das wäre keine Hilfe gewesen, sondern Feigheit. Ich musste ihm sagen: „Deine Frau stirbt, und du kannst nichts daran ändern und ich auch nicht." Das war eine Wirklichkeit, die er nicht anschauen wollte, obwohl er um sie wusste. Meine Haltung machte es ihm aber möglich, dies jetzt zu tun. Zwei Monate später teilte er mir mit, das seine Frau gestorben sei.

Beim dritten Punkt unterscheide ich mich ein bisschen von Hellinger – aber ich denke, nur in der Formulierung. Er hat gesagt, man muss *ohne Liebe* arbeiten. Das tut er aber selber überhaupt nicht. Wer ihn genau beobachtet, sieht, dass er voller Liebe und Mitgefühl ist. Und das ist auch notwendig, denn sonst öffnet sich ein Klient nicht ganz. Je mehr er sich gesehen und angenommen (und das heißt auch: geliebt) fühlt, umso mehr kann er sich öffnen. In dem gerade erwähnten Fall war ich zum Beispiel voller Liebe für das Paar, und es war gerade diese Liebe, die es mir ermöglichte und innerlich auch erlaubte, mit ihnen zusammen auf den Tod zu schauen.

Aber die Liebe muss über die (eigene und die andere) Person hinausgehen, sie muss jenseits einer persönlichen Beziehung zu dieser Person sein. Sie gilt eigentlich ihrer Seele, sie fließt von Seele zu Seele. Deshalb erscheint der Therapeut auf der persönlichen Ebene manchmal sehr hart, ohne Mitleid, obwohl er auf einer tieferen Ebene liebt. Der Klient kann dies sehen, wenn er dem Therapeuten in die Augen schaut, und der Therapeut kann es dann auch fühlen. Wenn er dabei hart ist, kann er nicht mit dem Klienten arbeiten. Er muss dem Klienten mit offenem Herzen begegnen und mit seiner Seele in liebendem Kontakt sein. Aber er darf sich nicht ins Mitleid hineinziehen lassen, er darf nicht auf der persönlichen Ebene kooperieren. Es ist also eine Liebe ohne Mitleid, eine unpersönliche, mitleidslose Liebe.

Diese drei Punkte sind unter den Familienstellern *theoretisch* weithin akzeptiert, und auch manche anderen Therapeuten dürften sie unterschreiben. Allerdings erschrecken viele, wenn sie erleben, wie konsequent Bert Hellinger sie tatsächlich praktiziert. Bei einigen ist das vielleicht mehr eine Sache des persönlichen Mutes als eine wirkliche methodische Differenz, bei anderen steckt jedoch mehr dahinter. Das wird deutlich, wenn wir tiefer in die phänomenologische Haltung hineinschauen.

Der Standort des Therapeuten

Psychologie und Psychotherapie denken und arbeiten üblicherweise vom Einzelnen aus. Richtschnur des Handelns und Blickpunkt bei der Analyse ist der einzelne Mensch mit seinen Störungen, Problemen, Bedürfnissen und Wünschen. Um ihn herum, so die Betrachtung, gibt es eine Umwelt – bestehend aus seiner Familie und der Gesellschaft –, die seine Entwicklung entweder fördert oder behindert, und eine mit dieser Umwelt verknüpfte Geschichte, die ihn geprägt hat. Dort, wo diese Prägung zu Störungen oder Problemen geführt hat, kommt die Therapie zum Einsatz, um sie zu beheben. Der Therapeut steht sozusagen neben dem Klienten und schaut von dort, was im Interesse des Klienten, im Sinne seines Bedürfnisses nach Heilung oder seiner Wünsche an ein gelungenes Leben, zu tun ist. Die Familie, die Kindheit oder schicksalhafte Ereignisse kommen von dort aus als „Umwelt" in den Blick, die es psychologisch zu be- oder verarbeiten gilt. Der Therapeut steht dabei im Dienst des Einzelnen.

Bert Hellinger – und damit das phänomenologisch-systemische Familienstellen – hat einen ganz anderen Standort und Blickwinkel und arbeitet von dort aus auch in eine andere Richtung. Er geht vom Ganzen aus, das er mit Begriffen wie „große Seele" oder „die Wirklichkeit" vage umschreibt. Der Einzelne mit seinen Wünschen und Problemen ist nicht sein Maßstab. Wenn er sagt: „Ich schaue auf deine Seele" oder „Ich schaue auf das, was dich und mich führt" oder „Ich bin in den Dienst genommen", dann steht er an einem völlig anderen Platz als der normale Psychotherapeut. Er steht *im Ganzen* und sieht den Einzelnen als Teil des Ganzen (im engeren Sinn ist das die Familie, im weiteren die Welt oder die Wirklichkeit) – und zwar nicht als abgetrennten Teil, der dem Ganzen leidend oder fordernd gegenüber steht, sondern als integralen Teil. Und seine Arbeit stellt er in den Dienst des Ganzen, nicht in den des Einzelnen.

Das verlangt vom Therapeuten einen gewaltigen Schritt: Er muss nämlich sich selbst, seinen Eltern, seiner Familie und der Welt als ganzer zustimmen, wie sie ist. Ohne Urteil, ohne die Absicht, etwas zu verbessern. Denn nur wenn ich mich selber als eingebunden erlebe, kann ich auch den Klienten so sehen und ihm einen solchen Blickwinkel zumuten.

Ich sehe ihn dann nicht als isolierte Person, die allein in einer sie umgebenden „Umwelt" steht, mit der sie zwar durch viele Fäden verbunden, von der sie aber dennoch wesentlich getrennt ist, sondern als nicht abtrennbaren Teil des Ganzen. Man muss allerdings sehr darauf achten, dass man den Klienten „mitnimmt", dass man sich nicht über seine Person und sein Anliegen hinwegsetzt, weil man sich etwas Größerem verpflichtet fühlt. Dies ist wohl die größte Versuchung und Gefahr bei dieser Grundhaltung. Die Bewegungen der Seele können eine so faszinierende Dynamik entwickeln – manchmal erreichen sie eine epische Dichte, die jeder Theateraufführung zur Ehre gereichen würde –, dass man den Klienten, dessen Grenzen und vielleicht auch die eigene Grenze aus dem Auge verlieren kann. Diese Gefahr muss man ernst nehmen, ohne sie jedoch als Vorwand zu benutzen, sich dem, was der Augenblick von einem erfordert, zu entziehen. Denn wo eine tiefe Wirkung ist, ist auch Gefahr. Je tiefer man sich auf das Leben einlässt, umso gefährlicher (vom konventionellen Standpunkt aus gesehen) wird es. Methodisch ist es dabei wichtig, immer wieder den Klienten und die Wirkung auf *ihn* im Auge zu haben. Dabei helfen in den üblichen mehrtägigen Kursen die so genannten „Runden", in denen jeder mehrmals die Gelegenheit hat mitzuteilen, wie es ihm geht. (Hellingers Rundenarbeit dokumentiert immer noch am besten das Buch *Ordnungen der Liebe* [Hellinger 1994].)

Der Therapeut oder Berater, der so arbeitet, ist so etwas wie eine Brücke zwischen dem Einzelnen und seinem isoliert gesehenen Problem und seiner Seele (oder manchmal auch der „großen Seele"), in die er eingebunden ist. Dazu muss der Therapeut mit *beidem* verbunden sein – das ist die Kunst. Nur dann kann der Klient sich nämlich persönlich gesehen und zugleich als eingebunden in etwas Größeres erfahren. Ich muss an dem anknüpfen, wo er innerlich ist – und das ist in der Regel das Gefühl und der Standpunkt der Vereinzelung, das Gefühl: Hier stehe ich mit meinem Problem, und dort steht die Welt, die mir das Problem beschert hat – aber mein Standort als Therapeut muss im Ganzen sein. Und um ihm wirklich helfen zu können, muss ich ihn ebenfalls dorthin geleiten. Das wird zum Beispiel dann besonders deutlich, wenn wir mit jemandem arbeiten, bei dem der Tod vor der Tür steht.

Wissenschaft und Phänomenologie

Diese Haltung ist zwar rational begründbar, und die Vorgehensweise ist auch empirisch in dem Sinne, dass sie sich der Erfahrung aussetzt, aber sie ist nicht wissenschaftlich im

Sinne der neuzeitlichen Wissenschaft. Wissenschaft und wissenschaftlich orientierte Therapie haben eine andere Grundhaltung und dementsprechend auch andere Vorgehensweisen.

Wissenschaft: Machet euch die Erde untertan
Wenn die Wissenschaft sich einem zu erklärenden Phänomen gegenübersieht, betrachtet sie es von außen. Sie umstellt es gewissermaßen, um es von allen Seiten analysieren zu können. Das heißt, die Wissenschaft ist das Umfassende, das Größere – egal, ob sie eine Ameise, einen Atomkern, einen Menschen oder das Universum untersucht. Selbst der unermesslichen Weite des Universums stellt sich die Wissenschaft als das Umfassende gegenüber. Diese Grundstellung ist der wissenschaftlichen Betrachtung immanent, sie ist nicht änderbar, ohne die Wissenschaft zu verlassen. Sie ist auch nicht auf die Wissenschaft beschränkt, sondern die Grundstellung des modernen Menschentums zur Welt. Sie ist die – zunächst – uns allen gemeinsame Haltung zur Welt.

Der phänomenologische Psychologe und Philosoph Wolfgang Giegerich nennt diese Haltung die „Arena-Grundstellung" oder auch die „Umzingelung des Seins" (Giegerich 1988). Wie die Zuschauer in einer Arena, wo das Publikum im Kreis sitzt und die Blicke von außen nach innen gehen, schaut der moderne Mensch auf die Welt. Und genau so schaut auch der wissenschaftliche Psychotherapeut auf den „Probanden" oder den Klienten und sein Problem. Und so würde auch eine wissenschaftlich ausgerichtete Aufstellungsarbeit auf die Familie bzw. die Konstellation und auf die Seele des Klienten schauen. Bert Hellinger wird jedoch nicht müde zu betonen, dass wir unsere Seele weder *in* uns noch die Seele eines Klienten *vor* uns haben, sondern das wir *in* einer Seele *sind*; dass die Seele etwas ist, was *uns* umfasst. Sie ist sowohl in uns als auch um uns herum.

Phänomenologie: Von der Erde lernen

Wenn wir dies ernst nehmen, dann bedeutet dies aber, dass wir uns der Seele gegenüber nicht so verhalten können, als seien wir außerhalb von ihr, als könnten wir sie um-fassen und er-fassen. Wir können uns nur *von ihr* ergreifen lassen, denn (um einen beim Familienstellen häufig benutzten Satz einmal in einem etwas anderen Zusammenhang zu verwenden): Sie ist die Große, wir sind die Kleinen! Das ist das Eigentliche, um das es beim Kontakt zwischen Therapeut und Klient vor einer Aufstellung geht: sich gemeinsam der uns umfassenden Wirklichkeit hinzugeben. Und dabei muss der Therapeut vorangehen.

Seine Haltung zur Wirklichkeit ist also nicht aggressiv, nicht auf Eroberung, auf Entdeckung, Entzauberung, Erklärung aus (wie die wissenschaftliche), will nicht durchbohren, ergreifen oder hinter die Kulissen schauen. Die phänomenologische Haltung ist eine demütige, eine, die die Wirklichkeit als lebendiges Gegenüber nimmt, von dem sie sich belehren lässt. Sie setzt sich dem Blick und dem Zugriff der Phänomene aus. Anstatt hinter die Kulissen zu schauen, das Phänomen zu hinterfragen, nimmt sie es als Wirklichkeit, als die Art und Weise, wie diese sich mir jetzt gerade zeigt. Die Wirklichkeit *ist* das, was erscheint. Giegerich spricht von der „Theater-Grundstellung", davon, dass der Mensch sich dem Blick und dem Scheinen der Phänomene aussetzt, sich von ihnen anblicken lässt. Sie sind das Schauende, das Blitzende, und der phänomenologisch eingestimmte Mensch wird von diesem Blitz getroffen und ergriffen. So war es im antiken Theater, wo sich Bühne und Zuschauer gegenüberstanden und von den Masken der Akteure die Wirkung auf die Zuschauer ausging.

Methodisch bedeutet dies, dass man lernt, die Signale wahrzunehmen, die die Wirklichkeit ständig sendet, sie – ohne sie zu deuten! – aufzunehmen und in Handeln umzusetzen, auf die Wirkung zu schauen und dieser Wirkung zu folgen.

Bei dieser Vorgehensweise bleibt man in ständigem Austausch mit der lebendigen Wirklichkeit, wie sie sich hier und jetzt zeigt. Jeder Schritt ist dabei ein Schritt ins Ungewisse (wie jeder Schritt eines Stellvertreters in einer Aufstellung) und braucht Mut und Vertrauen. Es ist ein Arbeiten (und Leben) in der Gegenwart. Auch dies kann man methodisch wie eine Wissenschaft betreiben, nur dass diese Wissenschaft sich *in jedem Augenblick* an der lebendigen Erfahrung orientiert, anstatt von Theorien geleitet zu werden, die auf den Erfahrungen von gestern beruhen.

Passives Aufnehmen, aktives Handeln

Die phänomenologische Haltung ist also, bei aller Entschiedenheit, zunächst eine ganz passive. Sie ist so passiv, dass ich mir zum Beispiel keinerlei Bild von einem Klienten mache – kein Bild vom Menschen, kein Bild von seiner Persönlichkeit. Ich analysiere ihn nicht, versuche nicht, ihn zu erfassen, einzuordnen. Manchmal taucht von selbst ein Bild auf oder ein Wort oder ein Satz, dann spreche ich es oder ihn aus und schaue auf die Wirkung, aber ich verschwende nicht einen Gedanken daran, den Klienten oder sein Problem oder gar seine Charakterstruktur zu ergründen. Manchmal schaue ich jemanden lange an, aber ich bin dabei ganz passiv. In Wirklichkeit lasse ich mich anschauen. Das merken die Teilnehmer übrigens sehr schnell. Viele sind einen langen, wortlosen Augenkontakt nicht gewohnt und scheuen anfangs davor zurück. Sobald sie aber merken, dass sie dabei nicht analysiert werden, dass ich nicht mit meinem Blick in sie eindringe, sondern sie einlade, mit ihrem Blick und ihrer Seele zu mir zu kommen, werden sie ganz ruhig. Dieses Ruhig-Werden ist eine Wirkung, eine Rückmeldung der Seele, an der sich der Therapeut überprüfen kann. Das schafft dann den Raum, um sich gemeinsam etwas Größerem anzuvertrauen.

Der Therapeut muss sich dabei ebenfalls mit seiner ganzen Person und seiner Seele dem Geschehen öffnen und hingeben. Er kann sich nicht hinter seinem Wissen oder seinen

Methoden verstecken, er bleibt nicht unberührt, auch wenn er inneren Abstand zu seinen Emotionen bewahren muss. Denn er bekommt nur in dem Maße Zugang zur Seele des Klienten, in dem seine eigene Seele offen und zugänglich ist.

Verantwortung
Sobald dies klar ist, dass wir beide uns hier gemeinsam einer uns (beide) umfassenden Wirklichkeit stellen und uns von ihr leiten lassen, habe ich als Therapeut nicht mehr die Verantwortung für das Resultat. Ich habe weiterhin die Verantwortung für meine Arbeit, das ist klar, aber nicht mehr für das Resultat. Auch der Klient hat diese Verantwortung nicht. Das ist wichtig, denn in vielen Therapien wird die Verantwortung für enttäuschende Ergebnisse zwischen Therapeut und Klient hin und her geschoben – wenn es nicht klappt, muss einer von beiden schuld sein. Dabei unterliegen beide der Allmachtsphantasie, sie beide hätten das Leben in der Hand. Beim *phänomenologischen* Familienstellen gibt es diese Verantwortung und diese Schuld nicht, denn beide unterwerfen sich der Wirklichkeit, wie sie sich zeigt. Was dem herkömmlichen Blick vielleicht verantwortungslos erscheint, ist tatsächlich der Verzicht auf eine weit verbreitete, aber durch nichts begründete Anmaßung: dass das Leben, der Tod, das Schicksal, Krankheit und Heilung in unsere Hand gegeben wären.

Wille zum Schicksal
Ein ganz eifernder Hellinger-Kritiker, Colin Goldner, hat kürzlich ein Anti-Hellinger-Buch mit dem entlarvenden Titel *Der Wille zum Schicksal* (Goldner 2003) herausgegeben. Von der Intention her ist dieser Titel infam, denn er stellt eine suggestive Verknüpfung von Hellinger, Nietzsche und Hitler dar. Eines von Nietzsches wichtigsten Werken hieß *Der Wille zur Macht*. Darauf hat die Nazi-Ideologie Bezug genommen, so dass Nietzsche lange Zeit als einer der geistigen Wegbereiter des Nationalsozialismus galt (was heute für wirkliche Nietzsche-Kenner abwegig ist). In ähnlicher Weise

wird nun versucht, auch Bert Hellinger in diesen Topf zu werfen.

Aber natürlich ist der Titel auch treffend, denn die Hellinger-Arbeit zeigt tatsächlich, dass wir genau dadurch in Einklang mit uns selbst kommen, dass wir unserem Schicksal zustimmen. Beim Abendessen nach einem Kurs in Berlin zeigte mir einmal ein Teilnehmer den Prospekt zu einem Seminar, das den Titel trug: *Sei, was du sein willst*. Er wollte wissen, was ich davon hielte. „Das ist typisch amerikanischer New-Age-Mist, die reinste kapitalistische Ideologie", habe ich ihm geantwortet. „Wenn es etwas Gutes wäre, müsste es heißen: *Wolle, was du bist*.

Sie, lieber Leser, können die Wirkung dieser beiden Sätze selbst überprüfen. Wenn Sie hinspüren, werden Sie merken, dass der eine Satz ein ständiges Streben, eine ständige Anstrengung bedeutet (und natürlich blendend in die Konsumwelt passt), während bei dem anderen eine tiefe Entspannung eintritt.

Daher ist der erwähnte Titel auch entlarvend. Wenn man sich nämlich das Gegenteil vorstellt: *Der Unwille zum Schicksal* oder *Der Kampf gegen das Schicksal*, wird sofort klar, dass dieser Kampf nie enden und nie gewonnen werden kann. Aber wie sagte Bert Hellinger einst so schön: „Jeder ist sein eigener Esel."

Das Schicksal kann ich weder bestimmen noch ändern – die ganze Idee ist einfach lächerlich. Was ich bestimmen kann, ist meine *Haltung* zu dem, was mir aufgegeben ist oder widerfährt. Ich kann mich fügen, zustimmen oder aufbegehren. Es ist letztlich eine Frage der Intelligenz, welche Haltung ich einnehme. Wenn ich verstehe, ist es keine Frage mehr, was intelligent und was dumm ist. Wenn man die Idee, sein Schicksal selbst bestimmen zu können, aufgibt und sich der Wirklichkeit unterwirft, ist man aber nicht etwa kraftlos, sondern es tritt das genaue Gegenteil ein: Sowohl der Berater als auch der Klient bekommen eine außergewöhnliche Kraft. Indem sie sich nicht mehr gegen die Wirklichkeit stellen, wird ihnen deren ganze Kraft zuteil. Im Einklang sind wir nicht einfach passiv, sondern wir werden erst richtig handlungsfähig. Und es wird ganz leicht. Da ich mir nicht mehr eine Verantwortung aufbürde, die mir nicht zukommt und die mich auf die Dauer erdrücken würde (wie es viele Helfer tun, die dann am so genannten „Burn-out-Syndrom" leiden), wird alles ganz leicht. Daher kann Bert Hellinger sagen: „Die Mitte fühlt sich leicht an".

Gleichrangigkeit zwischen Berater und Klient
Die Beziehung zwischen dem Therapeuten / Berater und dem Klienten verändert sich dabei grundlegend. Ersterer ist nicht mehr der Wissende, Überlegene oder gar Reifere und Entwickeltere, sondern nur jemand, der dem Klienten mit einer bestimmten Methode dabei hilft, selbst auf seine Wirklichkeit zu schauen. Dabei wird, auf beiden Seiten, auf die Deutung dessen, was sich zeigt, verzichtet. Auch wenn der Berater eine Wahrnehmung mitteilt, deutet und interpretiert er nicht, sondern er *teilt* seine Wahrnehmung *mit* dem Klienten, indem er sie ausspricht. Therapeut und Klient haben zwar verschiedene Rollen, befinden sich aber auf der gleichen Ebene. Damit soll das alte Grundproblem jeder Therapie, die Übertragung der Elternrolle auf den Therapeuten, von vornherein vermieden werden. Und zwar dadurch, dass der Therapeut sich diese Rolle nicht mehr anmaßt (um die Übertragung dann, wie es üblich ist, zum Gegenstand der Analyse zu machen).

In diesem Sinne hat Hellinger schon immer betont, dass man Aufstellungen „nur mit Erwachsenen" machen könnte. Das war keine Altersangabe, sondern sollte klar machen, dass der Klient sich dem Therapeuten gegenüber als ebenbürtig, „in gleicher Augenhöhe", stellen muss. Der Therapeut muss seinerseits darauf verzichten, den Klienten an die Hand zu nehmen, für ihn (und sich um ihn) zu sorgen und Verantwortung für ihn zu übernehmen. Inzwischen hat Hellinger dies unter der Überschrift *Ordnungen des Helfens* (Hellinger 2003) systematisiert.

Wissen und Nicht-Wissen

Ich möchte noch einmal auf eine Frage zurückkommen, die ich schon am Schluss der Einleitung angesprochen habe und die alle Teilnehmer eines Aufstellungskurses jenseits ihres persönlichen Anliegens bewegt: Wie kommen wildfremde Menschen dazu, in den Familienaufstellungen zu fühlen wie die richtigen Familienmitglieder, die sie nicht kennen und von denen sie meist nur ganz wenig oder überhaupt nichts wissen?

Wenn ich zu Beginn eines Seminars die Methode vorstelle und über die Stellvertreter spreche, ist die Skepsis im Raum immer zu greifen. Wie sollte es auch anders sein? Zu abenteuerlich erscheint die Vorstellung, dass mein Nebenmann meinen Vater in den Grundzügen korrekt darstellen könnte oder dass gar ich selbst in die Rolle von Vätern, Onkeln, Söhnen und wer weiß nicht wem alles schlüpfen könnte, ohne mehr zu wissen, als dass ich jetzt für diese oder jene Person stehe. Schließlich bin ich kein Medium! Oder doch? Eine beunruhigende Frage, denn dann wären wir alle Medien! In der Praxis ist es einfach: Nach drei, vier Aufstellungen, spätestens jedoch, wenn man es selbst als Stellvertreter erlebt hat, schwindet die Skepsis. Was bleibt, ist allenfalls Verwunderung und Staunen und, bei einigen, die Frage: Wie ist das möglich? Was geht da vor? Die Antwort: Ich weiß es nicht. Aber eines ist klar: Die herkömmlichen Vorstellungen von Wissen, Wissenserwerb und Wissensvermittlung sind nicht in der Lage zu erklären, was beim Familienstellen sichtbar wird. Offensichtlich müssen sie erweitert, vielleicht sogar ganz geändert werden.

Bevor wir also beim Familienstellen den familiären Ordnungen begegnen, fängt unser hergebrachtes Weltbild schon an, in Unordnung zu geraten. Die erste Erfahrung ist die von etwas Unbegreiflichem. In einer solchen Situation gibt es vier typische Haltungen oder Reaktionen.

Die erste heißt: „Das kann nicht sein" oder „Da stimmt was nicht". So reagieren vor allem diejenigen, die die Sache nur vom Hörensagen kennen und nicht selbst miterlebt haben – im Falle des Familienstellens fast alle Kritiker. Es wird einfach ignoriert. Aber auch mancher Teilnehmer reagiert anfänglich so. Einige haben mir später berichtet, anfangs hätten sie gedacht, ich hätte mir einige Darsteller mitgebracht, oder die anderen Teilnehmer seien von mir suggestiv beeinflusst. Diese Haltung währt bei Teilnehmern aber höchstens so lange, bis sie selbst als Stellvertreter aufgestellt werden. Die meisten sehen aber schon vorher, dass hier etwas ganz und gar Authentisches abläuft.

Die zweite Reaktion wäre das Gegenteil davon: Man verklärt das Ganze zu etwas Übernatürlichem, Übersinnlichem, Esoterischem oder Mystischem. Dies ist eine durchaus verständliche Haltung, die auch rationale Menschen erfassen kann. Denn das Erleben ist, dass wir uns plötzlich etwas Größerem gegenübersehen, etwas, das über uns und unser Wissen hinausgeht. Wer das nicht ignorieren, aber auch nicht einfach nur aushalten kann, sucht nach einer übernatürlichen Erklärung. Aber auch übernatürliche Erklärungen sind Erklärungen, und sie haben wie jede Erklärung die Funktion, etwas, was uns übersteigt und damit zu überwältigen droht, wieder klein und handhabbar zu machen.

Die dritte Haltung will der Sache auf den Grund gehen: „Es ist zwar erstaunlich, aber ich werde es schon herausbekommen", „Es muss eine ganz rationale Erklärung dafür geben". Aus dieser Sicht haben wir es mit einem neuen Phänomen zu tun, für das entweder schon irgendwo eine Theorie existiert, die nur noch auf dieses Gebiet ausgedehnt oder ihm angepasst werden muss, oder aber eine neue Theorie entwickelt werden muss, das aber grundsätzlich erklärbar ist.

Die vierte Haltung schließlich betrachtet und achtet es als ein Geheimnis, vor dem sie innehält. Innehalten heißt: Man bleibt angesichts eines solchen Phänomens passiv und staunend, aber zugleich offen dafür, sich vom Phänomen selbst belehren und sich etwas zeigen zu lassen. Im Unterschied zur zweiten Haltung betet sie das Unfassliche nicht an, sondern ist durchaus bereit, das Erlebte in sich arbeiten zu lassen, sich davon etwas zeigen zu lassen und dem Gezeigten im Nach-denken zu folgen. Im Unterschied zur dritten Haltung will sie es aber nicht ergreifen und in den Käfig einer Theorie oder Erklärung zwingen.

Aus dieser Haltung heraus ist auch nach zehn Jahren Familienstellen in einer breiten Öffentlichkeit und durch viele Therapeuten vieles an dieser „repräsentierenden Wahrnehmung" nach wie vor unerklärlich und staunenswert. Zugleich gibt es aber viele Beobachtungen, aus denen sich zwingend neue Sichtweisen ergeben, zum Beispiel hinsichtlich der Frage: Was ist Wissen?

Was ist Wissen?
Die Aufstellungen zeigen, dass es eine Wissensvermittlung ohne Informationsaustausch oder andere Arten direkter Kommunikation gibt. Die Stellvertreter offenbaren ein Wissen, das sie nicht haben, das ihnen nicht gehört. Sie wissen oder fühlen oder zeigen etwas, ohne zu wissen, wieso sie es wissen. Es ist aber da, und in vielen Fällen lässt es sich hinterher überprüfen.

Oft ist das Wissen vage, mitunter ist es aber auch geradezu gespenstisch präzise. Ich erinnere mich an eine Frau, die Stellvertreterinnen für sich und ihre Mutter aufstellte. Als ich auch noch ihre Großmutter dazunahm, berichtete die

Stellvertreterin der Klientin von großer Hitze im Nacken. Wo ich sie auch hinstellte, das Hitzegefühl blieb. Die Klientin reagierte zunächst nicht auf diese Rückmeldung. Als ich sie jedoch nachhaltig darauf hinwies, dass zwischen den drei Frauen etwas Wichtiges passiert sein müsse, was sie bisher nicht erwähnt habe, und dass das Hitzegefühl ihrer Stellvertreterin wahrscheinlich der Schlüssel dazu sei, fiel ihr plötzlich ein, dass ihr Wochenendhaus abgebrannt war, während sie sich als Jugendliche mit Mutter und Großmutter dort aufhielt. Es sei Nacht gewesen, und sie sei aus dem Haus gelaufen, aber die Oma sei noch drin gewesen. Da habe sie sich ein Tuch um den Kopf geschlungen und sei noch einmal ins Haus gelaufen, um die Oma aus dem ersten Stock zu retten. Dabei habe sie Verbrennungen am Nacken erlitten.

Wie kommt es zu diesem Wissen? Was ist dieses Wissen?

Es ist ein Wissen, das auf Teilhabe basiert. Wir haben ganz offensichtlich an etwas teil, was über unsere persönliche Erfahrung und unsere Informationen hinausgeht. Das legt die Vermutung nahe, dass etwas *zwischen* uns existiert, das wir Teil von etwas Größerem sind, das uns alle verbindet. Anders gesagt: Wissen ist nicht *in* uns, sondern *um* uns oder *zwischen* uns. Das entspricht dem, was Hellinger über die Seele sagt. Wenn wir genau hinschauen, führt dies zu einer ganz anderen Weltsicht, wie ich sie bereits skizziert habe: Wir sind nicht vereinzelt, sondern Teil einer Ganzheit, die uns sowohl umfasst als auch in uns ist. Wenn wir uns auf diese Ganzheit ausrichten oder uns gar in unserem Bewusstsein ganz in ihr aufhalten, haben wir an allem Teil – auch an den Gefühlen und Gedanken anderer und an Ereignissen, die wir persönlich nicht erlebt haben.

In dieser Sicht ist Wissen ein Aspekt der Existenz, wie die Steine, die Planeten, der Raum, das Licht und die verschiedenen Arten von Wellen, die wir nicht direkt wahrnehmen können, sondern nur an ihrer Wirkung erkennen. Wenn wir diese Sicht einnehmen, verlieren sowohl die beim Familienstellen beobachtete und tausendfach dokumentierte Wissensübertragung durch unwissende Stellvertreter als auch viele andere unerklärliche Phänomene ihren mysteriösen Charakter. Geheimnisvoll bleibt nur noch das Wissen selbst, aber seine Übertragung wird – nicht exakt, aber in den Grundzügen – erklärbar. Sie geschieht, indem der Einzelne sich dem Wissensfeld öffnet. Dies funktioniert umso besser, je weniger man weiß. Die Bedingung für Wissen ist also Nicht-Wissen.

Nicht-Wissen
Mit Nicht-Wissen meine ich, dass ich darauf verzichte, eine Situation aus meinem persönlichen Wissen heraus zu beurteilen und dieses Wissen als Leitlinie für mein Handeln zu benutzen. Denn mein Wissen, wie umfangreich es auch immer sein mag, ist gegenüber *dem* Wissen verschwindend gering. Mein Wissen ist zudem immer an die Vergangenheit gebunden. Es ist – im besten Falle – die erinnerte Summe dessen, was ich aus früheren Erfahrungen gelernt habe; im schlechteren Falle das, was ich gelesen habe, ohne es selbst erfahren zu haben. In beiden Fällen kann mir mein Wissen nur sagen, was *in der Vergangenheit* richtig war. Dies übertrage ich dann auf die Gegenwart. Das heißt, ich reagiere auf eine neue Situation nach einem in der Vergangenheit erprobten Muster. Dies mag in vielen Fällen zu guten Ergebnissen führen, aber es führt nie dazu, etwas Neues zu entdecken. Alles Neue erfordert das Vergessen dessen, was gestern (richtig) war. Deshalb kommen wirklich neue Einsichten nicht beim angestrengten Nachdenken, sondern wenn man das Denken aufgegeben hat.

Man kann dies bei den Stellvertretern im Aufstellungsprozess sehr genau sehen. Sie müssen vom eigenen Wissen, von ihren persönlichen Erfahrungen und Vorstellungen, vollkommen absehen. Je weniger sie von der Person wissen, für die sie stehen, umso reiner sind ihre Wahrnehmungen und Bewegungen. Je mehr man sich diesem Nicht-Wissen hingibt, umso tiefer wird man von einer Rolle übernommen. Aus meinem eigenen Erleben als Stellvertreter stellt es sich mir dar wie ein Sog oder Strudel, der mich erfasst und dem ich mich willenlos ergebe. Ich könnte mich dagegen wehren, aber nur mit großer Anstrengung (daher fühlen sich Teilnehmer, die sich nicht ganz in diesen Prozess fallen lassen, immer sehr erschöpft nach einem Aufstellungstag, während andere, die vielleicht in ganz schweren Rollen standen und sich ganz darauf eingelassen haben, auch abends noch sehr energiegeladen sind).

Ich wurde einmal für einen autistischen Jungen ausgewählt, und die Aufstellung fand vor einem recht großen Fachpublikum statt. Die Eltern, so hatte ich gehört, waren sehr in Sorge um ihren Sohn, und ich war zunächst etwas desorientiert. „Wie mag sich wohl ein Autist fühlen", ging es mir durch den Kopf, da merkte ich schon, wie sich mein Kopf hob und ich mir die Leute anschauen wollte, und meine Hände machten merkwürdige Bewegungen. Entgegen meiner Vorstellungen, dass Autisten in einer abgeschlossenen inneren Welt leben, musste ich ganz vielen Menschen offen in die Augen schauen. Ich schaute so offen, dass es schon peinlich war, aber als ich mich einmal eingelassen hatte, konnte ich kaum noch anders (ich fand die Leute übrigens furchtbar gestresst und wunderte mich, wieso sie so ernst und angestrengt dreinschauten). Zu meinem und aller anderen Erstaunen ging es mir völlig gut. Ja, ich war in einer eigenen Welt, aber ich konnte, auf meine Weise, sehr wohl Kontakt aufnehmen (ich konnte zum Beispiel mein Gesicht verziehen und dabei den Leuten in die Augen schauen und sehen, dass die am liebsten weggeschaut hätten). Dass die anderen mich nicht verstanden, war eher deren als mein Problem. Es machte mich traurig, dass meine Eltern sich Sorgen um mich machten, und der Therapeut machte mich vollkommen nervös. Wenn man mich in Ruhe ließ, war ich ganz glücklich, aber wenn jemand etwas von mir wollte, geriet ich in Panik.

Nach der Aufstellung kam ein Therapeut auf mich zu und fragte, ob ich Erfahrung in der Arbeit mit Autisten hätte. „Überhaupt nicht", antwortete ich ihm, „ich habe noch nie mit einem Autisten zu tun gehabt." Er selbst hatte viel mit Autisten gearbeitet und war erstaunt, weil ich bis in kleinste Bewegungen hinein vollkommen autistisch gewesen sei in der Rolle.

In den Stellvertreterrollen begegnet uns eine eigentümliche Mischung aus Passivität und Aktivität. Je weniger man will, je weniger man macht, je mehr man dem Feld überlässt, umso klarer (und scheinbar aktiver) bewegt man sich. Diese Aktivität ist aber keine eigene, man tut nichts aus eigenem Antrieb, eigenem Wollen heraus, sondern es geschieht etwas mit einem, man „wird getan". Das Merkwürdige ist, dass dieses Geschehen umso klarer der Wirklichkeit entspricht und dass die Aktivität umso leichter ist, je weniger man selbst dazutut.

Der Verzicht auf eigenes Wissen und eigenes Wollen ist nicht nur wichtig für den Stellvertreterprozess, sondern auch für den Therapeuten. So seltsam es klingen mag: Auch er muss sein Wissen hinter sich lassen, auch er muss sich der Führung durch die Seele überlassen, um zu tiefen Lösungen zu kommen. Das heißt nicht, dass das Denken und das persönliche Wissen überflüssig sind. Denn ohne Denken und Lernen bleibt der Geist stumpf und träge. Man muss ihn trainieren und benutzen *und* abstellen können. Erinnern und vergessen sind gleichermaßen wichtig. Für das Familienstellen ist es wichtig, die Ordnungen, Schritte und Regeln zu wissen, die bisher gefunden wurden – und sie bei der Arbeit ganz zu vergessen. Aus dem Vergessen tauchen sie dann auf, wenn sie gebraucht werden, und es taucht etwas Neues und vielleicht ganz Anderes auf, wenn etwas Neues gebraucht wird.

Handeln im Nicht-Wissen – Dialog mit der Seele

Der phänomenologisch arbeitende Berater oder Therapeut scheint ein hohes Risiko einzugehen, denn seine Wahrnehmung ist nie abgesichert, wenn er sie mitteilt. Er überlässt sich nur dem, was plötzlich aufscheint. Das sieht von außen manchmal fast leichtsinnig oder überheblich aus, aber das Gegenteil ist der Fall. Unser persönliches Wissen gibt uns ein Gefühl von Sicherheit. Diese Sicherheit gründet jedoch (wie gesagt) in der Vergangenheit, deren Erfahrungen wir, im Grunde willkürlich, auf die Gegenwart übertragen. Alles Erfahrungswissen ist tot, ist vergangen. Wir sind also nie wirklich mit der gegenwärtigen Situation (die ja eine neue und einmalige ist) verbunden, wenn wir uns von unserem Wissen und unserer Erfahrung leiten lassen, wir *fühlen* uns nur sicher.

Im Nicht-Wissen hingegen sind wir völlig ausgeliefert. Wir sind in der Gegenwart, dort, wo das Leben gerade spielt. Diese Gegenwart ist immer neu, und um ganz mit ihr in Kontakt zu sein, müssen wir die Erfahrungen der Vergangenheit hinter uns lassen. Wir haben keine Sicherheit mehr, nur den Augenblick. Es gibt allerdings ein Kriterium, an dem wir uns orientieren können: die Wirkung. Man schaut auf das, was ein Wort, eine Bewegung oder eine Handlung auslöst. Das, was sie auslöst, ist die Antwort, ist die Rückmeldung der Seele. Damit ist diese Arbeit in der Tiefe *dialogisch*. Das Familienstellen ist *ein Dialog mit der Seele des Klienten*, die sich unmittelbar in der Wirkung äußert.

Diese Wirkung kann allerdings sehr subtil sein, und sie darf nicht verwechselt werden mit dem, was unser Verstand – der eigene wie der der übrigen Teilnehmer – dazu sagt. Je unerhörter die Einsicht ist, umso mehr Einwände werden von dort kommen. Deshalb ist es nur konsequent – wenn auch alles andere als populär –, wenn Bert Hellinger in solchen Momenten alle relativierenden Einwände abblockt.

Die wichtigste Hilfe kommt dabei von den Stellvertretern. Da sie kaum etwas wissen und nicht persönlich verwickelt sind, kommen sie viel leichter mit den tieferen Seelenkräften in Kontakt als der Teilnehmer selbst. So geben sie dem Therapeuten unverzichtbare Hinweise. Aber der Therapeut darf sich nicht in der Weise auf sie verlassen, dass er ihnen innerlich die Verantwortung überträgt. Er muss sich auf *seine eigene Wahrnehmung* verlassen! Diese kann manchmal im Widerspruch zu den Äußerungen oder Bewegungen der Stellvertreter stehen, und dann muss er diese korrigieren. Aber auch dann funktioniert der Dialog. Wenn er diese andere Wahrnehmung dann nämlich äußert – verbal oder durch eine Handlung –, kann er seine Intervention wieder an der Wirkung beobachten und überprüfen. Der Therapeut darf also die Führung nie abgeben.

Dennoch ist diese Vorgehensweise dialogisch – es ist ein Dialog von Seele zu Seele, bei dem es die Aufgabe des Therapeuten ist, den Zugang zur Seelenebene für alle Beteiligten offen zu halten. Die Antworten in diesem Dialog kommen manchmal durch heftige, erschütternde Bewegungen, anfangs aber zumeist durch ganz kleine Signale, deren Wahrnehmung viel Achtsamkeit erfordert.

Es ist also eine ganz andere Psychotherapie, die hier geschieht. Sie vermittelt nicht zwischen dem Einzelnen und seiner Umwelt, weil sie diese Trennung des Denkens gar nicht macht. Dass wir als Einzelne in einer *Umwelt* stehen, ist ein Gedanke, ein Konzept. Sehen wir stattdessen den Einzelnen als Ausdruck, als Bewegung des Ganzen, sind wir von vornherein aufgehoben und wesentlich getragen und geborgen. Dann geht es nicht darum, zwischen zwei gegensätzlichen Kräften (zum Beispiel einem nach Glück oder Gesundheit oder Erfolg strebenden Klienten und einer ihm dies verwehrenden Umwelt) zu vermitteln, sondern darum, diese wesentliche Teilhabe wahrzunehmen, zu sehen und zu fühlen. Heilung ist dann nicht das Beheben von Symptomen oder das Lösen von Problemen, sondern das Erkennen des Teilseins innerhalb eines Ganzen, das Erkennen des Getragenseins. Wille und Kraft sind dann nichts Persönliches und daher auch keine Leistung, sondern kommen einem in dem Maße zu, in dem man sie als etwas Persönliches aufgibt. Denn *nur das Ganze will.*

Das Sichtbare und das Verborgene

Wenn ich das ernst nehme, dann bleibt mir nicht mehr viel zu tun. Ich achte auf das, was auftaucht und mir entgegenleuchtet und werde davon bewegt – wie die Stellvertreter in den Aufstellungen von innen her bewegt werden. Das betrifft nicht nur den therapeutischen Prozess, sondern mein gesamtes Leben. Insofern ist die Hellinger-Arbeit viel eher eine Lebensschule als eine Psychotherapie. Wenn ich zum Beispiel auf mein eigenes Leben schaue und es genau betrachte, habe ich an keiner Stelle wirklich entschieden, wenigstens in nichts Wichtigem. Es hat sich alles ergeben. Ich war nie der Urheber. Es kam von irgendwo anders, ich weiß nicht woher. Ich könnte auch sagen, es war schon alles in mir drin oder um mich herum, es war immer schon alles da. Wer meint, er sei der Urheber, der Schöpfer seines Lebens, irrt. Es gibt überhaupt keinen Schöpfer. Es gibt eine Schöpfung, aber keinen Schöpfer.

Deshalb sind viele so genannte Künstler und andere, die sich für kreativ halten, so von sich eingenommen, in vielen Fällen fast egomanisch: weil sie sich selbst für Schöpfer halten. Sie meinen, sie würden etwas erschaffen. Ein wirklicher Künstler wird nie so denken, er ist ein Diener, wenn nicht ein Knecht der Kunst. Er ist eine Schnittstelle, an der bis dahin Ungehörtes, Ungesehenes, Ungeformtes, vielleicht auch Ungedachtes aus dem Verborgenen, Unbekannten ins Sichtbare, ins Bekannte gebracht wird. Dies ist gewiss eine große Leistung, die man auch als schöpferischen Prozess ansehen kann, aber nicht in dem Sinne, dass etwas vorher Nicht-Existentes neu erschaffen würde – wie könnte denn aus nichts etwas werden? –, sondern nur in dem, dass etwas Unsichtbares sichtbar gemacht wird.

Über Michelangelo habe ich gehört, er habe gesagt, der Marmorstein, den er als Bildhauer bearbeite, verberge das Kunstwerk, das vollkommen fertig sei. Er, der Künstler, erschaffe nicht etwa etwas, sondern finde nur das, was (latent) bereits fertig vorliege. Der „Schaffende" ist also kein Schaffender, sondern ein Vermittler, ein Empfänger und Überträger, ein Wanderer zwischen den Welten. Vielleicht sind die ganz großen Künstler auch deshalb nur halb in dieser Welt.

In meinen Gruppen haben ich eine Entdeckung gemacht, die mich anfangs sehr beunruhigt, fast beängstigt hat. Ich halte zu Beginn eines Seminars meist einen kleinen Vortrag, mal zwanzig, mal dreißig Minuten. Wenn ich damit beginne, weiß ich nie, was ich als Nächstes sagen werde. Ich mache mir vorher keinerlei Gedanken darüber, es ist völlig offen und entsteht von Moment zu Moment. So sieht es jedenfalls aus. Aber was da zu entstehen scheint, ist zugleich alles schon da. Mehr noch: Ich nehme in groben Zügen die Themen des Seminars vorweg, also das, was sich tatsächlich in den nächsten drei Tagen ereignet. Ohne im Geringsten zu wissen, was in diesem Seminar auf mich zukommt, spreche ich darüber – wenn ich also in meinem Vortrag das Thema Krieg anschneide, spielen im Seminar Kriegereignisse eine besondere Rolle, wenn ich über Familiengeheimnisse spreche, taucht dies auf, wenn ich über Verbrechen spreche, gibt es viele Aufstellungen, in denen Verbrechen im Mittelpunkt stehen. Ich habe keine Vorahnungen, habe weder das Interesse noch die Gabe, in die Zukunft schauen zu können – es passiert einfach, wenn ich ohne Plan spreche. Das war eine Zeit lang erschreckend für mich, bedeutet es doch, dass alles schon da ist. Wie könnte ich sonst darüber reden? Es muss schon da sein! Die Zukunft ist gar keine Zukunft, es ist alles schon da, aber es ist da in der Form des Unsichtbaren und Unbekannten.

Dies spielt für das Familienstellen eine große Rolle. Bert Hellinger spricht immer wieder darüber, dass dabei etwas ans Licht kommt. Er meint damit nicht das Aufdecken von Familiengeheimnissen oder unbewussten Persönlichkeitsanteilen. Das geschieht manchmal auch, ist aber nebensächlich. Er meint genau dies: dass etwas aus einer anderen Seinssphäre, die er auch „das Verborgene" nennt, in die uns bekannte und zugängliche Seinssphäre – das Sichtbare – gebracht wird. In diesem Sinne betont er auch, dass er das Familienstellen nicht *er*-funden, sondern *ge*-funden habe, was nur bedeuten kann, dass es schon existent war. Damit hebt er sich besonders von der ebenfalls systemischen *konstruktivistischen* Therapierichtung (die zugleich die derzeit dominierende Erkenntnistheorie in den Geisteswissenschaften ist) ab, die bestreitet, dass es eine uns vorgegebene Wirklichkeit überhaupt gebe, und meint, jeder Mensch erfinde – konstruiere – seine eigene Wirklichkeit. Danach gäbe es also nur Subjektives, und der einzelne Mensch wäre der Schöpfer und das Maß aller Dinge. Ich will das hier nicht weiter verfolgen, aber es ist wichtig zu sehen, dass beide Ansätze sich gegenseitig ausschließen.

Es ist alles schon da, alles, was je sein wird, aber ich kann es nicht sehen. Genau wie dieses Buch. Es ist ebenfalls schon da, schon seit langem. Ich muss es schreiben, um es zu entdecken, und ich schreibe völlig ins Unbekannte hinein, von Satz zu Satz. Wie im Leben. Es ist alles schon da, unser ganzes Leben. Wir ent-decken es, indem wir leben. Es ist aufschlussreich, dass das Wort „leben" Verb und Substantiv zugleich ist. Das eine *ist* das andere, es gibt im Grunde keine Trennung, kein Subjekt-Prädikat-Objekt. Unser Leben, so scheint es mir, existiert bereits vollständig, aber es existiert im Verborgenen, das auch ein Zeitloses ist. Indem wir leben, wird das Leben vom zeitlosen Verborgenen in die sichtbare Zeit gebracht.

Sprache

Eine wichtige Rolle spielt in diesem Zusammenhang die Sprache des Familienstellens im Allgemeinen und die Bert Hellingers im Besonderen. Diese Sprache ist zwar auch, aber bei weitem nicht nur ein persönlicher Stil Bert Hellingers. Als solcher wäre sie beliebig und könnte von jeder anderen Sprache ersetzt werden. Dies kann sie aber nicht, ohne dass etwas Wesentliches verloren ginge (von den auch vorhandenen Stilelementen einmal abgesehen). Hellingers Sprache unterscheidet sich nämlich auch in der zentralen Begrifflichkeit sehr vom üblichen therapeutischen Vokabular, in dem beispielsweise das Wort „Seele" kaum vorkommt, und das hat tiefere Gründe.

Zum Beispiel: „Seele" und „Feld"
Wenn Bert Hellinger von der *Seele* spricht, in der wir sind, dann schwingt darin immer etwas Nicht-Verstehbares mit – und dennoch verstehen wir genau, was gemeint ist. Anstatt etwas zu definieren und fest-zustellen, wird etwas angedeutet. Etwas bleibt offen, das Wort ist eher eine Schwingung als ein Be-griff. Wie bei einer Schwingung geht es darum, etwas anzustoßen, anstatt etwas „in den Griff zu bekommen". Diese Sprache legt nicht fest und grenzt nicht ein und aus („de-finiert" nicht), sondern stößt etwas an, was sich beim Hörer weiter bewegen kann. Damit enthält sie ein ursprüngliches Element von Freiheit. Zugleich mit dieser Freiheit, die sie dem Hörer lässt, nimmt sie ihn mit in die Verantwortung, indem sie ihm die Bedeutungen nicht vorgibt, sondern sie sich bei ihm entwickeln lässt. Und obwohl es irgendwie vage bleibt, ist es mir noch nie passiert, dass im Seminar jemand gefragt hat, was mit Seele gemeint sei. Wenn ich das Wort Seele in diesem Sinne benutze, spüre ich eine gewisse Scheu – ein Gefühl, das mir in diesem Kontext vollkommen angemessen erscheint.

Viele Familiensteller ersetzen nun das Wort „Seele" durch den wissenschaftlicher klingenden Begriff *„Feld"*. Dieser Begriff hat gewisse Vorzüge, vor allem kann er Parallelen zwischen naturwissenschaftlichen Erscheinungen und Theorien und den Prozessen bei einer Aufstellung aufzeigen. In diesem Sinne benutze ich ihn ebenfalls. Aber er hat auch einen Nachteil: Er erreicht nur unseren Verstand, er dringt nicht tiefer. Er ist ein theoretisches Konzept, ein Denkmodell, das auf Zusammenhänge hinweist, aber nicht mehr.

Um es ganz deutlich zu sagen: Wenn wir mit dem Feldbegriff den der Seele ersetzen, verliert das Familienstellen seine Seele. Es ist etwas vollkommen anderes, ob ich zu einem neben mir sitzenden Klienten sage, dass ich etwas Zeit brauche, um mit seiner *Seele* in Kontakt zu kommen, oder ob ich sage: „Ich brauche Zeit, um mit deinem *Feld* in Kontakt zu kommen." Oder kann sich jemand vorstellen, wie er sich vor dem „Feld" verneigt?

Allgemein gesprochen: Was verloren ginge, wenn man Hellingers Sprache in eine modernere, wissenschaftlichere Diktion übersetzte, wäre das Seelenvolle, das Beseelte dieser Arbeit. Sie würde zu einer therapeutischen Technik unter vielen (als solche hat sie tatsächlich bereits Einzug gehalten in viele andere therapeutische und nicht-therapeutische Kontexte, ohne dass sie dabei auch nur annähernd die Tiefe und die Wirkung erreicht wie im Original). Und, so merkwürdig dies klingen mag: Der Klient verlöre seine Freiheit. Denn in der wissenschaftlichen Sprache werden er und sein Problem festgelegt. Wissenschaftliche Definitionen kennen keine Freiheit.

Bildhaftigkeit und Buchstäblichkeit
Dass Hellingers Sprache so kraftvoll ist, hat einen ganz bestimmten Grund, der unmittelbar mit der phänomenologischen Haltung zusammenhängt: Hellingers Sprache ist bildhaft, die der Wissenschaft ist buchstäblich. Wenn Bert Hel-

linger davon spricht, dass er „ein Bild" hat, verstehe ich dies nicht einfach als Metapher. Auch nicht in dem Sinne, dass er buchstäblich ein Bild sieht, sondern so, dass die Dinge ihm bildlich, d.h. seelenvoll, erscheinen und ihm genau deshalb ihre Bedeutung zeigen. Dies ist nicht nur eine Sache der Sprache, sondern spiegelt eine Haltung zur Welt, die in der Art unseres Sprechens einen Ausdruck findet. In der Bildhaftigkeit leuchtet mir aus jedem Ding seine Seele hervor. Indem ich sie so wahrnehme, befinde ich mich mitten in einer beseelten, seelenvollen Welt. Diese Welt ist so voll Seele, dass es sich vollkommen erübrigt zu fragen, was dahinter stecken könnte. Diese Frage – und damit der Drang, alles zu hinterfragen, den Dingen auf den (vermeintlichen) Grund zu gehen – taucht erst auf, wenn wir die Dinge nur noch buchstäblich nehmen. In der Buchstäblichkeit (die in der wissenschaftlichen Sprache ihren reinsten Ausdruck findet) hat die Welt ihre Seele verloren. Man kann dies ganz einfach nachempfinden, wenn man ein Gedicht und einen wissenschaftlichen Text liest. Letzterer ist klar und eindeutig, er mag interessant, brillant, sogar aufregend sein, aber er berührt uns nicht. Das Gedicht hingegen ist unklar, oft – wie bei Rilke – kaum zu verstehen, deutet etwas an, ohne es auszuführen, aber es berührt etwas Tiefes in uns. Ein wissenschaftlicher Text kann unser Denken verändern, ein Gedicht, ein Bild kann unser Sein verändern.

Gelegentlich wird kritisiert, dass dem Familienstellen keine wissenschaftlich fundierte Theorie (oder zumindest Ansätze einer solchen) zugrunde läge, und einige Aufsteller bemühen sich darum, eine Theoriebildung in Gang zu bringen. Dies geht an Hellinger und seinem Grundansatz vorbei. Die Hellingersche Sprache eignet sich nicht zur Theoriebildung. Sie ist dafür viel zu inhaltsschwer, zu vieldeutig und zu seelenvoll. Jede Theoriesprache ist abstrakt, inhaltsleer und unbeseelt – je umfassender die Theorie, umso mehr. Sie *muss* es sein, denn nur so lässt sich die Widersprüchlichkeit der Welt in eine in sich widerspruchsfreie Theorie zwingen – indem die Worte inhaltlich leer werden und uns nichts mehr sagen. Hellingers Sprache hingegen ist voll und inhaltsschwer, und vieles drückt er direkt in Parabeln aus, deren Bedeutung man oft nur erahnen kann, die aber auf eigentümliche Weise die Seele berühren.

In der phänomenologischen Haltung *lebt* die Welt, bleiben die Dinge lebendig. Ein Mensch, ein Tier, ein Baum, ein Stein, ein Wort, ein Klang – sie alle bleiben lebendig. In der wissenschaftlichen Haltung sind sie tot. Hier sind die Dinge – selbst die Personen – und ihre Beziehungen untereinander festgelegt, de-finiert. Sie haben diese und keine andere Bedeutung, und sie haben sich so und nicht anders zu verhalten. Wenn sie sich doch einmal anders verhalten, muss sofort eine neue Theorie oder Definition her, die sie wieder festlegt. So bewegt sich der Mensch in einer Totenwelt, und auch die menschlichen Beziehungen werden uns zur Totenwelt, je mehr sie verwissenschaftlicht, dem wissenschaftlichen Denken unterworfen werden. Als Tote können uns aber weder die Dinge noch die Beziehungen mehr etwas geben, mit Toten gibt es keinen Austausch, sondern nur Konsum. Und je mehr wir Totes konsumieren, umso toter werden wir selbst.

Anders in der phänomenologischen Haltung. Hier haben die Dinge ein Gesicht und eine Stimme, sie sind gleichsam Subjekte, nicht bloße Gegenstände. Dann werden sie auch nicht konsumiert und benutzt, sondern wir sind mit ihnen in einem lebendigen Austausch, der immer wieder Neues hervorbringt. Aus dieser Haltung heraus kann Hellinger sagen, dass die Wahrheit nichts Festes und Feststehendes ist (auch nichts Vorläufiges wie in der empirischen Wissenschaft), sondern immer wieder neu. Das ist wie bei einem Gedicht, einem Bild oder einer Symphonie: Wenn ich auf Deutung und Analyse verzichte, zeigen sie mir immer etwas Neues, und alles, was sie mir zeigen, ist richtig und wahr. Dieses Neue leuchtet mir aus dem Bild oder Werk entgegen, und zwar so lange, wie ich mich ihm einfach nur aussetze. Ich muss also vor dem Phänomen anhalten, dann spricht es quasi zu mir.

Das gilt nicht nur für Kunstwerke (hier hat sich der Sinn für eine solche Haltung nur noch am ehesten erhalten), sondern für alles, was ich bildhaft wahrnehme. Die Bildhaftigkeit ist eine Haltung, in der die Welt lebendig bleibt. Und dadurch bleibt sie auch frei – und ich auch. Als Betrachter eines Bildes, das ich nur auf mich wirken lasse, bleibe ich frei, und zugleich bleibt das Bild frei, bleibt der Künstler frei, und bleibt die Wahrheit immer frisch.

Das Bild – oder: Der Blick der Wirklichkeit

Genau so ist es, wenn wir bei einer Aufstellung nur das Bild stehen lassen und es für sich allein wirken lassen – ohne Erklärung, ohne Analyse: Es spricht zu uns, und zwar auf der Seelenebene, und erreicht unser Sein. Daher kann es auch der Anstoß zu einer tiefen Wandlung sein – wenn wir der Versuchung widerstehen, es zu analysieren und zu deuten. Und es erreicht nicht nur das Sein des Klienten, sondern auch das des Therapeuten. Das ist das Gefährliche daran: Auch der Therapeut kommt nicht ungeschoren davon, auch er muss sich wandeln bzw. wird gewandelt, wenn er sich in diesen Fluss hineinbegibt.

In dieser Haltung ist unser Standort in der Welt, unsere Beziehung zur Welt eine vollkommen andere als die der wissenschaftlichen Psychologie und Therapie und auch eine andere als die unseres allgemein herrschenden Weltbildes. Nicht wir sind die Handelnden, sondern *die Welt handelt*. Nicht wir entdecken etwas, sondern die Wirklichkeit zeigt uns etwas, und wir fügen uns dem, was sie uns zeigt. In der Hellinger'schen Grundhaltung lässt sich die Wirklichkeit nicht nur nicht beherrschen, untertan machen oder im Griff haben, sondern noch nicht einmal ent-decken. Denn auch beim Ent-decken wären wir die Handelnden, die Großen, diejenigen, die die Be-deckung wegnehmen, um der Wirklichkeit unter die Kleider zu schauen und sie zu benutzen.

Das Hellinger-Prinzip hingegen ist, sich von der Wirklichkeit an die Hand nehmen, sich von ihr führen und belehren zu lassen. Sie zeigt sich manchmal, gewährt für Momente einen kleinen Einblick, um sich sogleich wieder zu entziehen. Vielleicht sollte man noch nicht einmal von Einblicken reden, sondern tatsächlich davon, dass die Wirklichkeit uns anblickt, dass wir uns ihrem Blick für einen Moment lang aussetzen. Dieser Blick ist so ungeheuerlich, dass wir verstummen. Was wir dabei entdecken können, ist, dass es nichts zu entdecken, nichts zu sagen und nichts zu denken gibt. Wir werden, wenigstens für einen Moment lang, still. In dieser Stille sind wir mit allem verbunden – und zugleich von allem frei.

Anhang

Literaturnachweise

Franke-Gricksch, Marianne: „Du gehörst zu uns!". Systemische Einblicke und Lösungen für Lehrer, Schüler und Eltern. Heidelberg.

Giegerich, Wolfgang (1988): Die Atombombe als seelische Wirklichkeit. Versuch über den Geist des christlichen Abendlandes. Zürich.

Hellinger, Bert (1994): Ordnungen der Liebe. Ein Kurs-Buch. Heidelberg.

Hellinger, Bert (1996): Die Mitte fühlt sich leicht an. Vorträge und Geschichten. München.

Hellinger, Bert (1998): „Ich bin ein Getriebener". Wilfried Nelles im Gespräch mit Bert Hellinger. In: G. Weber (Hrsg.): Praxis des Familien-Stellens. Heidelberg, 514–522.

Hellinger, Bert (2000): Religion, Psychotherapie, Seelsorge. Gesammelte Texte. München.

Hellinger, Bert (2001): Die Quelle braucht nicht nach dem Weg zu fragen. Ein Nachlesebuch. Heidelberg.

Nelles, Wilfried (2002a): Liebe, die löst. Einsichten aus dem Familien-Stellen. Heidelberg.

Nelles, Wilfried (2002b): Wo die Liebe hinfällt. Paarbeziehungen und Familienbande. Köln.

Ruppert, Franz (2002): Verwirrte Seelen. Der verborgene Sinn von Psychosen. München.

Adressen

www.Hellinger.com
Offizielle Homepage Bert Hellingers mit allen wichtigen Informationen rund um seine Arbeit und einem Aufstellerverzeichnis

Internationale Arbeitsgemeinschaft Systemische Lösungen nach Bert Hellinger e. V. (IAG),
Germaniastr. 12, 80802 München
Tel. (089) 38102710, Fax (089) 38102712
E-Mail: network@hellinger.com

www.wilfried-nelles.de
Homepage des Autors mit Kurs- und Fortbildungsprogramm

Anschrift des Autors:
Dr. Wilfried Nelles
Burgstr. 13a
53947 Nettersheim-Marmagen
E-Mail: info@wilfried-nelles.de

Familie & Co.

Otto Brink
Spielregeln der Partnerschaft
Vorwort von Bert Hellinger
Band 5109
Für eine gelingende Partnerschaft sind bestimmte Grundhaltungen wichtig.
Erkenntnisse, damit es gar nicht erst zu Krisen kommt.

Gabriele und Bertold Ulsamer
Spielregeln des Familienlebens
Anregungen nach dem Ansatz von Bert Hellinger
Band 4809
Ein Erziehungs- und Familienratgeber, der die tradierten Handlungsmuster
hinterfragt und konsequent den „Ordnungen der Liebe" Raum gibt.

Bert Hellinger
Liebe auf den zweiten Blick
Lösungen für Paare
256 Seiten, geb. mit Schutzumschlag
ISBN 3-451-27798-0

Das erste "Ich liebe dich!" ist oft der Anfang einer Liebesbeziehung. Doch
Verliebtheit wandelt sich. Sie braucht Impulse und tieferes Verstehen, damit
aus ihr eine dauerhafte Liebe werden kann.

Bert Hellinger
Mit der Seele gehen
Hg. von Bertold Ulsamer und Harald Hohnen
192 Seiten, geb. mit Schutzumschlag
ISBN 3-451-27579-1
Familienaufstellung: Einführung in die größeren Zusammenhänge
von Bert Hellingers „Philosophie".

HERDER

Ahnenforschung

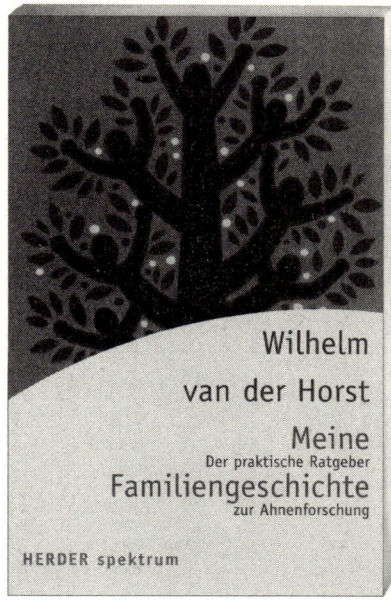

Wilhelm van der Horst
Meine Familiengeschichte
Der praktische Ratgeber zur Ahnenforschung
HERDER spektrum Band 5339
ISBN 3-451-05339-X
Wo komme ich her, wo sind meine familiären Wurzeln, wie haben meine Vorfahren früher gelebt, welche Schicksale, welche Familiengeheimnisse gibt es in den zurückliegenden Generationen? Wie wird ein Stammbaum angelegt? Ein praktischer, anschaulicher Ratgeber zur Erforschung der eigenen Familiengeschichte.

HERDER spektrum

Wilfried Nelles
Liebe, die löst
Einsichten aus dem Familien-Stellen

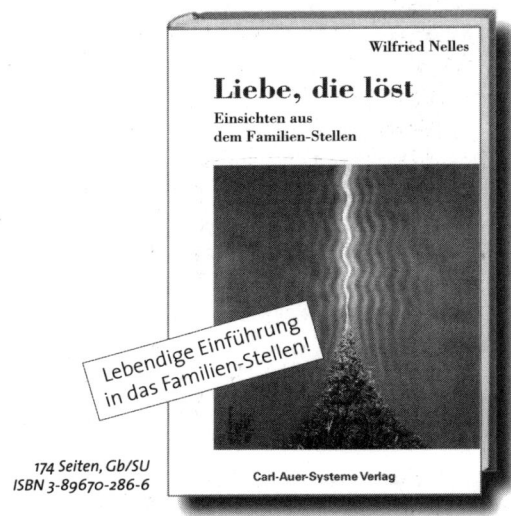

174 Seiten, Gb/SU
ISBN 3-89670-286-6

Das Familien-Stellen nach Hellinger gilt vielen als Weg der Rückbindung an alte Werte. Im Gegensatz dazu demonstriert Wilfried Nelles hier, dass diese Methode ganz im Dienst des Wandels steht: Sie zeigt Wege auf, wie man alte Bindungen ohne Verstrickung hinter sich lassen und so zu persönlicher Freiheit und sozialer und kultureller Verständigung kommen kann.

In lebendiger Sprache und anhand vieler Beispiele liefert Wilfried Nelles mit diesem Buch zugleich eine in sich geschlossene, lebendige Einführung in das Familien-Stellen und gibt wichtige Anregungen für die fachliche Diskussion.

 Carl-Auer-Systeme Verlag – www.carl-auer.de